거대한 규모의 의학

Medicine
on a Grand Scale

루돌프 비르효,
자유주의,
공중보건학

거대한 규모의 의학

Rudolf Virchow,
Liberalism
and the Public Health

이안 F. 맥니리 지음 — 신영전 · 서지은 옮김

건강
미디어
협동조합

* 2014년 정부(교육부)의 재원으로 한국연구재단의 지원을 받아 수행된 연구임
(NRF-2014S1A5A2A01013131)

거대한 규모의 의학

루돌프 비르효, 자유주의, 공중보건학

초판 1쇄 발행 2019년 9월 23일

지은이 이안 F. 맥니리   옮긴이 신영전 서지은

펴낸이 백재중 만든이 조원경 꾸민이 박재원 펴낸곳 건강미디어협동조합

등록 2014년 3월 7일 제2014-23호 주소 서울시 중랑구 사가정로 49길 53

전화 010-4749-4511 팩스 02-6974-1026

전자우편 healthmediacoop@gmail.com

값 15,000원 ISBN 979-11-87387-13-8 03510

여러분의 참여로 이 책이 태어났습니다.
씨앗과 햇살이 되어주신 분들, 참 고맙습니다.

김봉구 김새롬 김영수 김용익 김윤수 김정은 김진혁 김태현
박현주 백재중 서보경 서정식 서지은 송현석 송홍석 심재식
이기림 이보라 이선영 이영문 장창현 정선화 조승원 조윤숙
조원경 조혜영 채윤태 채찬영 최규진 홍수연 황자혜 (31명)

지은이

이안 F. 맥니리 Ian F. McNeely, [Mǝk'nili]
역사학자, 미국 오레곤 대학교(the University of Oregon)의 독일, 스칸디나비아 학과 주임 교수이다.
독일 역사와 현대 유럽사를 전공했고 독일 시민사회, 정치사에 대한 연구를 계속하고 있다.
저서로는 『거대한 규모의 의학』(*Medicine on a Grand Scale: Rudolf Virchow, Liberalism and the Public Health*, 2004), 『글쓰기의 해방: 1790년대-1820년대, 독일 시민사회의 성립』(*The Emancipation of Writing: German Civil Society in the Making, 1790s-1820s*, 2003) 등이 있다.

옮긴이

신영전 申榮全
의학과 보건학을 전공하고 현재 한양대 의대 예방의학교실 교수, 건강사회연구소 소장을 맡고 있다. '건강', '취약 집단', '정치학'이라는 키워드를 가지고 건강정치학을 공부하고 있으나 최근 '건강'을 재정의할 필요를 느껴 '온존'이라는 개념을 갈고 닦는 중이다. 역사에도 일부 관심이 있으나 스스로 역사학자라기보다는 '계보학도'라 불리고 싶어 한다. '역사 과학' 더 나아가 '온역사(one history)'에 관심이 있다. 건강, 질병, 건강정책 역사, 다른 말로 사회의학·위생학의 역사를 남한에 국한하지 않고 북한, 일본, 만주, 구소련 지역 등으로 점차 확대해 가며 공부하고 있는데 이번 루돌프 비르효 관련 번역도 이러한 과정의 산물이다.

서지은 徐志銀
고려대학교 정치외교학과 졸
공익변호사 그룹 '공감' 인턴 수료
전) 사단법인 '유엔인권정책센터' 간사
전) '사회갈등연구소' 연구원

감사의 글

이 작은 책은 1992년 나의 하버드 논문에서 시작되었다. 10년이 지난 시점에서 일부 내용을 보강하여 출간할 수 있게 되어 웰컴 트러스트 센터Wellcome Trust Center에 진심으로 감사 드린다.

또한 나를 인간적으로나 지적으로 격려해 준 제프 리히터, 네이선 스톨츠푸스, 케빈 볼란, 마이클 상윤 킴, 밥 베를레, 패트리샤 린치, 존 패터슨, 앤드류 스컬, 리사 울버튼께 고마운 마음을 전한다. 하버드 유럽연구센터는 아낌없이 나의 연구를 재정적으로 지원했다.

나는 이 책을 의사였던 아버지와 자유주의자였던 어머니께 바친다.

차례

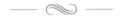

한국어판 지은이 서문

　이 작은 책은 1992년 나의 하버드대학교 학부 졸업논문에서 시작됐다. 정치적 이념으로서 자유주의가 역사적 전환의 정점에 서있던 시기에 쓰인 것이다. 냉전은 몇 년 전에 끝났고, 소련은 막 붕괴된 상태였고, 서구식 자유민주주의적 자본주의liberal democratic capitalism는 공산주의를 뛰어넘어 세계의 지배적 사회정치 체제가된 것 같았다. 그러나 적어도 미국에서는 10년 이상의 자유 시장 개혁, 그리고 그와는 반대로 사회복지 서비스에 대한 공격이 있은 후, 서구 자본주의 모델의 영향을 받은 서구 내 또는 세계의 다른 지역 중 어떤 종류의 자유주의가 승리할지는 전혀 확실하지 않았다.

　특히 질병, 공중보건, 전반적인 삶의 질에서 사회정의, 사회진보와 자유주의가 어떻게 조화될 수 있을 것인가 하는 의문은 여전히 풀리지 않은 채 남아 있었다. 이 책의 주제인 독일의 의사, 정치가, 공중보건 개혁가 루돌프 비르효(1821-1902)의 생애는 그 질문에 답하는 데 도움이 될 수 있을 것 같았다. 비르효가 의학과 정치 사이에서 만든 연결고리는 그다지 분명한 것은 아니었다. 의학은 과학적 사실에 대한 질문과 관련이 있는 반면에 정치는 인간의 가치에 대한 문제와 관련이 있기 때문이다. 비르효는 이론과 실제 모두에서 이 둘 사이의 강한 연관성을 만든 첫 번째 사람 중 하나였다. 이 책의 제목은 그의 유명한 아포리즘, "의학은 하나의 사회과학이며, 정치는 거대한 규모의 의학과 다르지 않다."에서 따왔다. 비록 유명한 병리학자인 비르효가 의학에 크게 기여했으나 그의 의학과 공중보건에 대한 폭넓은 관점은 질병의 과학적 치료뿐만 아니라 우리가 살고 싶은 사회의 가장 근본적인 문제와 관련이 있다.

10년이 조금 지난 2003년에 나는 처음에는 인쇄물로, 그 다음에는 전자책으로, 의학사와 공중보건에 관심이 있는 일반인들뿐만 아니라 의학사 학자들이 비르효에 관심을 가지기를 바라면서, 이 책을 수정하고 일부 내용을 추가하여 출판했다. 나는 전 세계의 독자들, 특히 미국과 독일이 아닌 다른 나라의 많은 보건의료 전문가들이 이 책을 읽고 도움을 받았다고 연락해와 놀랐다. 같은 이유로, 나는 이 책의 한국어판 출간을 매우 기쁘게 생각한다. 솔직히 말해서, 이 책이 한국에서 어떤 환영을 받을지 모르겠지만, 나는 진심으로 오늘날 모든 선진 자본주의적 민주국가들이 직면하고 있는 의학과 정치, 보건과 사회 문제들을 이해하는 데 이 책이 도움 되길 바란다.

이 글을 쓰는 2019년은 자유주의의 미래가 그 어느 때보다 불투명해지고 있다. 매우 유감스럽게도, 비르효가 민주주의를 유지하기 위해 필요하다고 주장한, 건강 관리를 포함한 사회 정의 프로그램이 직접적인 공격을 받고 있음에도 불구하고, 헌법 민주주의가 심각한 압박을 받고 있는 미국에서 특히 그렇다. 아이러니컬하게도 (어쩌면 그리 놀랄 일이 아닐지 모르겠지만) 내가 1992년에 이 책을 썼을 때, 지난 제1차, 제2차 세계대전이라는 과거의 문제로 인해, 많은 역사가들은 독일이 서구식 자유주의를 전적으로 수용하지 못할 수도 있다고 여겼을 때였다. 하지만, 아마도 오늘날, 비르효의 사회적 자유주의social liberalism가 가장 지배적인 곳은 독일일 것이다. 독일과 미국은 거의 자리를 바꿨고 독일은 그것들이 가진 많은 정치적, 사회적 도전에도 불구하고 현재 유럽연합이 구현한 진보적 사회 자유주의의 중심 추 역할을 하고 있다.

같은 수십 년 동안, 한국은 경제적으로 번영하고 문화적으로 창조적이며, 다른 자본주의 민주주의 국가들이 가지는 공통의 정치적 도전에도 불구하고, 세계에서 가장 활기찬 사회 중 하나로 부상했다. 냉전 이후 자유주의의 승리에 대한 초기의 예측이 너무 단순하고 순진했다는 것이 명백해진 지금에도 불구하고, 나는 미국, 유럽, 아시아의 산업화된 사회가 모두 같은 일련의 희망과 어려움으로 수렴되고 있다고 생각한다. 우리가 공유하는 문제들에 대한 해결책은 비르효가 상상했던 것 이상의 거대한 규모의 정치적 창조성을 필요로 하지만, 적어도 사회적 진보와 정치적 자유에 대한 그의 비전에 대한 연구는 우리에게 대안이 가능하고, 항상 가능했었다는 것을 상기시켜 준다.

우선 번역에 대해 연락을 주시고, 작업을 기획하고 진행해 주신 한양대학교 의과대학 신영전 교수와 서지은 님께 깊은 감사를 드린다.

2019년 7월 30일

이안 F. 맥니리Ian F. McNeely

제1장

루돌프 비르효의 경력에서 의학, 정치학, 자유주의

Medicine,
Politics,
and Liberalism[1]
in the Career
of Rudolf Virchow

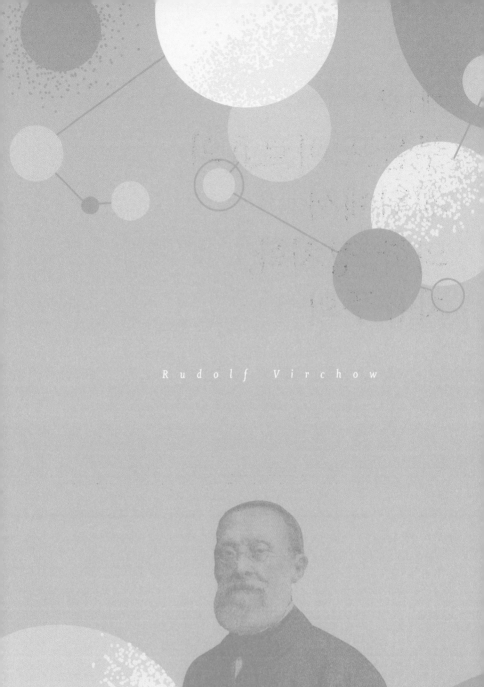

Rudolf Virchow

"의학은 하나의 사회과학이며, 정치는 거대한 규모의 의학과 다르지 않다medicine is a social science, and politics is nothing more than medicine on a grand scale."² 이 유명한 언명은 정치학과 의학을 완전히 분리하는 것이 불가능하다는 19세기 독일 의사 루돌프 비르효Rudolf Virchow(1821-1902)의 신념을 함축적으로 보여준다. 비르효는 의학이 단지 인간의 질병에 대한 연구뿐 아니라 사회를 이해하는 일반적 은유metaphor라고 보았다. 대부분의 사람은 의학을 질병의 치료와 고통을 경감하는 것이라고 보는 데, 사회를 (치유받아야 하는) 환자처럼 생각하는 거시적 관점을 가진 이에게 그런 관

---

1. 이 장 끝부분에서 저자도 부연하여 설명하고 있지만, 이 글 전반에서 사용되고 있는 핵심 단어인 'liberalism'을 어떻게 번역하고 이해하는가 하는 문제는 쉽지 않다. 번역은 일단 문자 그대로 '자유주의'라고 했지만, 당시 맥락적인 측면에서는 '진보주의'로 이해해야 할 때도 있다.(역자 주)
2. Rudolf Virchow, 'Der Armenarzt', *MR* 18 (3/11/1848): 125. For publication data, 참고문헌 참고

점은 의학을 너무 협소하게 바라보는 것이다. 일상에서 의학이 개인 질병을 진단하고 치료하는 청진기와 메스를 제공하는 것처럼, 비르효는 의학도 사회의 질병들을 치유하는 엄격한 조사와 결정적인 개입을 해낼 수 있다고 보았다. 그리고 의학이 아파하는 이들의 안녕과 행복을 도덕적으로 염원하듯이 정치체계도 사회에서 상대적으로 불운한 사람들의 건강과 물질적 환경을 개선할 윤리적 의무가 있다고 여겼다. 정치가와 의사는, 동일한 사람도, 같은 분야도 아니지만, 적어도 사회적 상처에 대한 정치적 처방political salves을 위해 협력해야 할 책임이 있었다.

　루돌프 비르효는 그의 조국의 정치적 상황이나 독일 의학의 발달 과정 모두에서 중요한 시기를 살았다. 그는 로버트 코흐Robert Koch의 세균학 이론을 통해 결핵균과 콜레라균을 발견하는 것이 가능하다는 사실을 확인했을 뿐만 아니라 독일제국의 건국과 유럽 대륙의 선두주자로 부상하는 비스마르크의 프로이센[3]도 지켜보았다. 비르효 자신도 의학과 정치학이라는 두 영역에서 믿기 힘들 만큼 큰 공헌을 하였다. 그는 의학에서 '최초'와 '최고'의 위대한 성과를 이뤘다는 명성을 얻었다. 의대생들은 여전히 혈전을 진단하

---

3. 프로이센 지역은 1815-1870년 사이에는 독일연방의 한 왕국이었고, 1871년 프로이센 주도 아래 통일을 이루어 독일제국이 성립되었을 때 프로이센 왕국의 호엔촐레른 왕가가 독일제국 전체의 황제를 겸했고 당시 수도는 베를린이었다. 1919년 바이마르 공화국이 만들어지기 이전(1871-1918년)까지 독일제국 하에서 프로이센은 (1) 독일제국의 일개 주state의 성격을 가지면서, (2) 독일제국 전체를 대변하는 역할을 수행했고, (3) 독일제국의 수도인 베를린 역시 지리적으로 그 안에 품고 있었다. 저자인 맥니리 교수는, 원서에서 'state'는 대부분 '프로이센 주州'를 의미하는 것이지만, 일반명사로 '국가'를 의미하는 경우로도 사용되었다고 하였다.(역자 주)

는 비르효의 트리아드Virchow's Triad**4**를 외우고 있으며 돼지고기를 먹는 사람들은 그가 선모충병trichinosis을 야기하는 기생충을 발견한 사실에 감사한다. 현재까지 그의 가장 중요한 업적은 병리학이라는 학문을 혁신적으로 바꾸어낸 것이다. 비르효는 그가 쓴 기념비적 교과서 『세포병리학Cellular Pathology』에서 세포들이 저절로 생겨나는 것spontaneous generation이 아니라 다른 세포들로 부터 나온다고 주장했으며, 따라서 질병에 대한 연구는 세포의 비정상화abnormalities에 초점을 맞추어야 한다고 주장하였다. 세포가 생명의 기본 단위라는 그의 혁신적인 주장은 유전자가 등장하는 최근에 이르러서야 도전받게 되었다.

엄격한 실증주의자empiricist로서 비르효는 다윈이즘이 구체적이고 설득력 있는 연구에 근거하고 있지 않다는 이유로 찬성을 거부했다. 한편 헌신적인 인문주의자이기도 했던 그는 자연의 학도 a student of nature로서 괴테Goethe 작품을 극찬하는 책을 쓰기도 했다. 비르효는 이러한 여러 정체성들을 통합하는 데 모순을 보이지 않았다. 의학이라는 영역을 통해 그는 냉철한 과학hard-nosed science과 윤리적 인문주의ethical humanism의 화합을 자연스럽게 이루어냈다. 그리고 그가 의학을 사회과학으로 간주한 이래, 그가 인류에 대한 경험적 연구에서 그것의 자연적 도구natural adjuncts라고 여겼던 고고학archaeology과 체질인류학physical anthropology에

---

4. 혈전 형성thrombosis의 세 가지 핵심 기전이란 ① 혈관내피의 손상endothelial injury, ② 혈류의 변화stasis or turbulence of blood flow, ③ 혈액응고능의 변화blood hypercoagulability 이 세 가지를 말한다.(역자 주)

엄청난 에너지를 쏟았다. 그는 슐레이만Schliemann과 함께 트로이 Troy에서 발굴한 엄청난 양의 고대 유물들을 베를린에 있는 박물관으로 옮기는 일을 돕기도 했다. 그는 독일의 가장 중요한 인류학 학술지Journal of Anthropology의 편집장을 맡기도 했다. 그의 (체질인류학) 연구 중 가장 유명한 것은 '금발에 푸른 눈을 가진 아리안 인종 유형'이라는 우성 형질[5]이란 존재하지 않는다는 것을 확증한 7백만 명 독일 학생 대상 연구의 진행 책임을 맡은 일이다.[6] 그는 또한 정교한 측정이 이루어진 4천 개의 두개골을 수집하였고 이를 집계하여 유사한 방식으로 인종race과 뇌수용력cranial capacity 간의 상관성에 대한 논쟁에 사용하였다.

그가 사회과학이라고 본 것 중, 정치학은 그에게 거대한 규모의 의학을 시행할 수 있는 가장 풍부한 기회들을 제공하였다. 그의 정치 활동은 다양한 경험적 조사에서 그가 보여준 헌신만큼이나 인상적인 것이었다. 그는 1848년 혁명에서 바리케이드를 쳤고, 독일 진보당the German Progressive Party, Deutsche Fortschrittspartei, DFP[7]의 창당을 도왔는데, 독일 진보당은 제국 건설기 동안 비스마

---

5. 유전학에서 '우성優性', '열성劣性'은 공식적으로 사용하는 말이지만, 우열에 대한 인식은 잘못된 것이기 때문에 일본처럼 '현성顯性', '잠성潛性'이나 아니면 그에 준하는 새로운 우리말로 수정하는 것이 적절하다. 그러나 상기 내용은 당시 '우생학적' 주장에 대한 반기로 이루어진 것이기 때문에 맥락상 '우성'이란 단어를 사용했다.(역자 주)

6. Andrew Zimmerman offers a revisionist reading of this study in his recent article, 'Anti-Semitism as Skill: Rudolf Virchow's Schulstatistik and the Racial Composition of Germany', *Central European History* 32 (1999): 409-29

7. 1861년 독일 최초의 근대 정당으로 비스마르크에 대적했다. 주요 정치지도자는 요한 자코비Johann Jacoby, 한스 빅토르Hans Victor von Unruh, 아돌프 디스테르베그Adolph Diesterweg, 유겐 리히터Eugen Richter, 알베르트 하넬Albert Hänel, 알베르트 드래거Albert Traeger 등이었고 루돌프 비르효도 그 중 한 명이었다.(역자 주)

르크와 때론 싸우고 때론 협력하면서 96년간 기초, 광역과 중앙에서 독일 의회를 대표하였다. 또한 비르효는 1870년대 가톨릭교회에 대한 독일 정부의 공격을 표현하기 위해 '문화투쟁struggle of civilizations'이라는 의미의 'Kulturkampf'라는 단어를 만들어내기도 하였다. 당연히 그는 의학과 정치학이라는 그의 관심들을 서로 연결하려 시도했고, 그의 성취를 통해 그들 간의 상호작용을 설명하는 실용적인 철학을 발전시켰다. 그는 사회적, 정치적 상호작용의 광범위한 매트릭스 하에서 시민들의 건강 보장을 목표로 하는 의사와 정치인 사이 협력의 필요성을 주장하는 글을 썼다. 그리고 그는 구체적 개입들을 통해, 위생학, 역학, 전문직 개혁, 법의학, 병원건축학, 의료통계학, 의료복지 입법학과 같은 정치화된 의학 politicized medicine의 가능성을 강조하였다.

현대 학계는 비르효의 유명한 발언과 그의 의료정치학medical politics의 의미를 거의 꿰뚫지 못해왔다. 일부 학자들은 '거대한 규모의 의학'이라함은 단지 영감을 주는 슬로건에 지나지 않는다고 본다. 레온 아이젠버그Leon Eisenberg는 보건의료를 윤리적 권리로 옹호하고 정치적 차원에서 그 실현을 추구하려는 비르효의 의지를 높이 평가한다.[8] 대니얼 프리디언Daniel Pridian은 이와 같은 개인적인 여정은 생물학적 요인들이 반드시 생물의학적인 것biomedical one을 필요로 했듯이, 질병의 사회적 기반인 빈곤, 무지, 억압은 정

---

8. Leon Eisenberg, 'Rudolf Ludwig Karl Virchow, Where Are You Now That We Need You?', *American Journal of Medicine* 77 (September 1984): 524-32

치적 해결책을 필요로 한다는 비르효의 믿음에서 비롯되었다고 설명한다.[9]

아이젠버그와 프리디언의 글은 의료정치학 영역에서 비르효의 공헌을 칭찬 일색으로 설명하는 글의 일반적 경향을 보여주는 두 가지 예일 뿐이다. 어떤 학자들은 좀 의심스럽게, 그의 대담한 선언을 자유주의 정치학의 원칙으로 간주한다. 칼 피글리오Karl Figlio는 그가 의학을 사회 문제의 접근방식으로 확장하려 한 시도를, '과학자적 정치학scientistic politics'의 한 예로 간주하는데, 의학이 사회 문제를 진단하고 치료하는 영역으로 들어오는 것은 '의사들을 과학적 원칙에 따라 사회를 운영하는 전문가'로 상정함으로써 관료적, 권위주의적 국가를 야기할 수 있다고 하였다.[10] 폴 와인들링Paul Weindling은 다른 관점에서, 그의 전문가적 이기심을 주장하면서, 그가 국가 통제로부터 의사들의 완전한 자유를 요구한 것이며, 의사들은 사회적 책임성으로부터 자유로워야 한다고 주장한 것이라 하였다. 이런 관점에서 보면, 의학과 정치학에 대한 그의 웅장한 발언들은 단지 더 깊숙한 전문가의 오만을 덮기 위한 연막에 지나지 않는다는 것이다.

어윈 아커크네흐트Erwin Ackerknecht의 1953년도 연구는 현재까

---

9. Daniel Pridian, 'Rudolf Virchow and Social Medicine in Historical Perspective', *Medical History* 8 (1964): 274-8

10. 피글리오의 주장을 보려면 다음을 참고할 것. George Silver, 'Virchow, The Heroic Model in Medicine: Health Policy by Accolade', *American Journal of Public Health* 77 (1987): 85-6; also Paul Weindling, 'Was Social Medicine Revolutionary? Rudolf Virchow and the Revolution of 1848', *Bulletin of the Society for the Social History of Medicine* 34 (1984): 13-18

지 독일어나 영어로 된 비르효의 가장 완전한 평전 중 단연코 최고의 것인데, (거기에서 그는) 비르효의 의학 사상과 정치학 사상을 완전히 별개의 것으로 취급한다. 이 책은 비르효의 의사, 정치가, 인류학자로서의 활동에 대해 없어서는 안 될 안내서로 남아있다.[11] 그러나 독립적이고 연속적인 측면에서 비르효의 정체성을 논함에 있어, 아커크네흐트 자신이 어떻게 그 두 가지를 통일된 삶의 부분으로 품어냈는지 충분한 설명을 하고 있지 않다. 비르효는 과학과 정치학이 단지 개별적 직업으로 보이던 시대에 살았다.[12] 그와 동시대인들과 가장 심각한 갈등을 야기한 것의 대부분은, 부분적으로는 두 영역 모두에 동일한 기준과 가치를 적용하려는 그의 논쟁적 시도에서 비롯되었다. 한때 그의 명예에 대한 모욕이라며 결투를 신청했던 비스마르크와 비르효 간의 마찰은 이를 잘 보여준다. 비스마르크는 비르효를 몽상가 교수, 이상주의자이자 난입자 interloper로 보았다. 비스마르크는 프로이센 의회에서 그를 언급하며 "정치학이란 정확한 과학이 아니다. …… 나는 그의 전문영역에서 그의 명성을 충분히 인정하지만, 그가 그의 영역에서 물러나 나의 영역에 아마추어로 들어왔기에 그의 정치적 공격이 나를 경량급 선수로 만들었다"고 썼다.[13] 그가 (정치) 전문가로 성장하는 동

---

11. Erwin Ackerknecht, Rudolf Virchow: *Doctor, Statesman, Anthropologist* (New York: Arno Press, 1981), originally published by the University of Wisconsin Press in 1953
12. 그 차이점들은 20세기 초 독일의 사회학자 막스 베버Max Weber에 의해 다음의 두 편의 수필에서 설명이 이루어졌다. 'Politics as a Vocation' and 'Science as a Vocation', translated and reprinted in *From Max Weber: Essays in Sociology*, H H Gerth and C Wright Mills (eds) (New York: Oxford University Press, 1946), 77-128, 129-56 (respectively)
13. *SBHA* 18 Dec 1863, 507 (Bismarck)

안, 비르효는 과학 내 분과 간의 경계들뿐만 아니라 과학과 사회 전반에 걸친 심각한 정치적 분열을 과감하게 뛰어넘었다. (하지만) 그가 이뤄낸 성취의 영역을 구분하는 그의 삶에 대한 어떠한 접근들도 비르효의 관점에서, 어떻게 과학이 정치학에 적용되고, 반대로 어떻게 정치학이 과학에 적용되는지에 대한 질문에 대해 답하지 않은 채 그대로 남겨놓고 있다.

내가 좋아하는 더 그럴듯한 접근은, 그의 발언들을 그가 전 생애에 걸쳐 견지했던 자유주의라는 맥락에서 해석하는 것이다. 이러한 견해에 따르면, 비르효가 의학과 정치학 간의 관계에 대해 한 비유는 자유주의가 의학과 정치학에 공통의 기반을 제공한다는 그의 깊은 이념적 신념을 반영한 것이다. 가령 '세포-국가cell-state'라는 그의 이론은 동등한 활력을 가지는 세포들로 구성된 '인간의 몸the human body'과 동등한 권리를 가지는 개인들로 구성된 '몸의 정치the body politics'를 동일 선상에 놓는다.[14] 보다 일반적으로, 자유로운 과학 담론과 질병에 대한 개방적이고 다원인론에 대한 그의 발언들은 민주주의, 다원주의, 이성적 교육, 세속주의 등과 같은 다양한 자유주의적 가치들에서 영감을 받은 것으로 볼 수 있다.[15]

---

14. Walter Bußmann, 'Rudolf Virchow und der Staat', in Helmut Berding (ed.), *Vom Staat des Ancien Régime zum modernen Parteistaat* (München: Oldenbourg, 1978), 279; Renato Mazzolini, *Politisch-biologische Analogien im Frühwerk Rudolf Virchows*, trans. Klaus-Peter Tieck (Marburg: Basilisken-Presse, 1988)

15. Richard Evans, *Death in Hamburg* (London: Penguin Books, 1990), 272-5; Byron Boyd, 'Rudolf Virchow. The Scientist as Politician' (PhD Diss., University of North Carolina, 1981), 144-6. Also in this vein, Paul Weindling, *Health, Race, and German Politics between National Unification and Nazism, 1870-1945* (Cambridge: Cambridge University Press, 1989), *passim*

이러한 개념에서 볼 때 '거대한 규모의 의학'은 의학이 가지는 자유주의적 가치를 정치에 적극적으로 적용하는 것을 의미했다. 이러한 접근은 독일 자유주의에 대한 비르효의 긍정적인 공헌을 인정하면서도 그것이 가지는 약점도 인정하게 만든다. 때때로 비르효의 의학적 가치들은 그의 정치를, 비판자들이 걱정하는 일종의 독재적 과학주의dictatorial scientism로 몰아갔다. 따라서 문화투쟁 Kulturkampf 동안, 과학적 이성에 대한 그의 숭배는 독일 정부의 가톨릭교회에 대한 명백한 자유의 억압을 미신에 대한 싸움으로 간주하여 지지하기도 하였다. 또 어떤 때는, 그의 과학적 통찰력을 그의 숭배자들이 중시하는 인간적 가치들을 증명하는 데 사용하기도 했다. 이와 관련하여 가장 주목할 만한 예는, 독일의 주요 다윈주의 옹호자인 에른스트 헤켈Ernst Haeckel과의 논쟁에서 비르효는 자연선택이론이 비민주적인 사회 위계를 선호한다는 생각을 과소평가하는 진화론의 경험적 기반을 공개적으로 비난했다.[16]

비르효의 자유주의는 과학적 진실의 확인에 대해 미묘하지만 분명히 당파적 접근과 함께 강력하고 실질적인 일련의 정치적 주장들과 결합했다. 다시 말해, 오늘날의 많은 자유주의자와는 달리, 그는 정치를 바람직한 삶에 대한 특정 개념을 내포하지 않은 중립적 공간으로 보지 않았고, 과학을 경험적 주장들에 대해 이해관계에 얽매이지 않고 전문적인 판단을 하는 가치중립적 영역으로 보

---

16. 헤켈-비르효 논쟁에 대해서는 다음을 참고할 것. Weindling, *Health, Race, and German Politics*, 36-59. 비르효는 다윈의 사상을 사회주의자들의 머리에 주입하려는 것에 대해 날카롭게 비판했다.

지 않았다.[17] 일반적으로 19세기 자유주의자들처럼, 비르효는 자유주의가 모든 사람의 틀이 아닌, 여러 이념 중 하나였던 세계에 살았다. 특별히 다른 독일 자유주의자들과 같이, 그는 힘든 경험들을 통해 이러한 사실에 맞서야 했다. 독일 자유주의는 이례적으로 사회주의, 보수주의, 그리고 후에는 급진적 민족주의와 같은 경쟁 이념들과 주도권을 다투었다. 이들은 모두 매우 명쾌한 철학들로, 각각은 자신들의 정치 기구와 과학적 지지자들을 가지고 있었다.[18] 그가 이런 경쟁자들과 경쟁해야 했다는 사실은 그의 과학적, 정치적 활동들이 왜 점진적, 실용적 개혁이 아니라 전면적이고 이념적인 정치활동의 형태를 자주 취했는지를 설명하는 데 도움이 된다. 비르효는 자신이 종종 진리가 아닌 이념을 놓고 경쟁하고 있다는 것을 완전히 깨닫지 못했다. 그러나 바로 이런 이유 때문에 그의 작업과 사상에 대한 순수한 이념적 분석만으로는 그의 정치 활동이 이룬 많은 실질적 성공들을 설명할 수 없다. 비르효의 자유주의가 진정으로 함의하였던 것이 무엇인지 확인하려면 (거대한 이념적

---

17. 사실, '근대 국가에서 과학의 자유The Freedom of Science in the Modern State'라는 그의 유명한 에세이는 경험적인 과학과 정치적 이익 사이의 그러한 구분을 주장하는 것으로 읽힐 수 있다. 비르효는 과학을 정치적 간섭으로부터 보호할 뿐만 아니라, 검증되지 않은 과학적 가설(예를 들어 예전의 진화설)의 성급한 전용으로부터 정치를 보호하는 것을 목표로 삼았다. 그러나 이런 논리는 경험적으로 검증된 과학적 진리로 본 것을 정치적 결정에 정보를 제공하고, 심지어 그것을 지시하는 것조차 배제하지는 않았다. 이 책에서 주장하는 바와 같이, 그의 실천적 활동은 이것을 분명히 보여준다. 자세한 내용을 다음을 참고할 것. Virchow's *Die Freiheit der Wissenschaft im modernen Staat* (Berlin: Wiegandt, Hempel & Parey, 1877)

18. 따라서 에른스트 헤켈(Ernst Haeckel)이 주류 부르주아 사상의 위계적, 사회적 다윈주의 변종을 대표한다면, 진보적인 "사회위생"운동의 선도적 지지자인 알프레드 그로티안(Alfred Grotjahn)이 사회주의 대안을 구체화했다 이러한 인물들과 다른 인물들, 특히 급진적 민족주의자와 견줄만한 우생주의와 인종위생운동에 대해서는 다음을 참고할 것. Weindling, *Health, Race, and German Politics*

작업과는 대조적으로) 그의 정치와 과학이 적극적으로 결합되어 있는 의료 프로젝트에 구체적인 관심을 기울여야 할 것이다. 사실, 의료 개혁에서 일상적으로 수행하고자 했던 비르효의 의지가 그러한 접근을 요구한다. 결국 상대적으로 작은 규모의 이 영역에서 (우리는) 거대한 규모의 의학이 단순히 은유가 아니라 실제적인 적용이었음을 확인할 수 있을 것이다.

이 역사적 맥락에 좀 더 구체적으로 의미를 부여하고자 비르효의 생애에서 세 가지 특별한 일화를 선택했다. 제2장은 1848년 비르효의 정치적 각성 시기로, 가난에 찌든 프로이센 상부 실레시아 Upper Silesia 지역에서 맹위를 떨치던 감염병의 원인을 조사하기 위해 파견되었던 시기를 다룬다. 이 경험을 통해 질병의 사회적 원인에 새로이 눈을 뜬 비르효는 '거대한 규모의 의학'이 자유주의 노선을 따라 정치적 회생political regeneration을 필요로 한다는 신념을 발전시켰다. 베를린으로 서둘러 돌아온 그는 1848년 혁명에서 의사들이 자유주의 정치 활동을 통해 전문직으로서 위상을 높이려고 시도했던 소위 '의료개혁' 활동을 통해 자신의 철학을 다듬을 기회를 발견했다. 와인들링Weindling이 이야기한 것처럼, 의료 개혁가들은 그들 자신의 이해관계만을 편협하게 추구하기보다는, 사회의 자유주의적 회생을 위해 보다 활동적이고 중요한 역할을 추구했다. 이러한 혁명적 맥락은 궁극적으로는 그의 활동이 정치적 실패로 끝나 비난을 받지만, 동시에 비르효의 의료정치medical politics를 발전시켰다. 자유주의의 패배로 인해 비르효는 좀 덜 혁명적이고 덜 야심찬, 하지만 여전히 자유주의적이고 정치적인 맥락에서 의료개혁을 추구할 수밖에 없었다.

제3장은 비르효가 베를린의 하수도 건설에 참여하면서 의료정치의 실현을 위한 보다 적절한 맥락을 찾는 성공적인 시도를 다룬다. 그의 구체적인 의학연구와 시 의회의원으로서 뛰어난 활동을 통해 그는 '운하 프로젝트canalization project'의 실행에 필요한 과학적 근거와 공중보건의 정당성을 모두 제공했다. 그러나 또한 그는 독일, 구체적으로 베를린의 도시 자유주의urban liberalism 정치 세력에게 막대한 빚을 졌다. 전적으로 비정치적인 사업으로 보이는 위생개혁은 사실 도시를 정치 권력의 중심으로 바꾸려는 자유주의자들의 중요한 집결지rallying point였다. 공중보건개혁은 자유주의 정치가들이 지배하는 도시의 이미지를 높였을 뿐만 아니라 자유주의 이념 그 자체를 검증하는 듯 보였다. 모든 거주자의 생활조건은 실질적으로 향상된 반면, 개혁은 사회적 관계를 유지하고 부의 급진적 재분배를 피했다. 그것들이 가지는 기술적 성격과 간접적인 사회 영향 때문에, 운하 프로젝트는 야심찬 자유주의적 시 정부가 추진하기에 적절한 개혁이었다. 도시 자유주의가 지배한 지역의 하수도 개혁에서 장애물과 기회는 무엇이었는지 추적하고, 또 비르효의 노력과의 관련성을 밝히는 것이 제3장의 진정한 주제이다.

만일 지방 정치municipal politics[19]가 비르효의 의료 분야 활동에

---

19. 'municipality'는 경우에 따라 통상적으로 광역자치단체의 하위 조직인 기초자치단체(시, 군, 구)를 나타내는 데 사용되기도 하지만, 저자인 맥니리 교수에 따르면, 이 책에서는 '시city' 와 동격의 지방정부를 표현하는 데 사용하였다고 한다.(역자 주)

서 자유주의 영향의 보루로 남아 있다면, 그에게 있어 의회 정치는 좌절의 원천이었다. 제4장에서는 독일제국에서 의료개혁이 가지는 보다 넓은 가능성들을 논의하는 기회로 그의 의료정치 관련 의회 활동을 다룬다. 국가질병보험national sickness insurance[20] 법령제정 과정에서 코흐의 질병관련 세균론bacteriological theory에 이르기까지 다양한 분야에서 정치적, 전문적 발전은 비르효가 지지하는 개입주의적 사회의료the interventionist social medicine의 범위를 오히려 재현하는 데 공모하였다. 확실히, 1871년 독일제국의 수립은 의료 개혁가들에게 통일된 강력한 국가의 형태로 전국적인 보건의료 프로젝트를 후원할 수 있는 전례 없는 기회를 제공하였다. 같은 시기 독일 의료계의 통합과 영향력이 증가함에 따라 비르효와 같은 의료개혁자들은 실제 행동이라는 임무를 가진 의사 집단들에게 혜택을 제공하였다. 그러나 새로운 제국의 보수적 성격과 의료전문가 집단이 좁은 이해집단으로 변해감에 따라 비르효의 자유주의적 기회는 줄어들었다. 따라서 제4장은 비르효가 (정치권력에서) 주변화marginalization된 것이 단순히 비스마르크 정권에서 그들의 부분적인 권력 쇠퇴 후에 자유 민주주의적 원리를 집요하게 고집했던 교조적인 집착 때문이 아니라, 어떤 면에서 자유주의를 초월하는 정치적 환경 속에서 의료개혁을 추구할 수 없었던 것이 더 일반적 원인이었다고 주장한다.

　이러한 일화에서 하나의 분명한 패턴이 나타나는데, 19세기 독

---

20. 사회의료보험으로서의 의료보험법에 해당한다.(역자 주)

일 자유주의의 보다 광범위한 성쇠 속에서 비르효의 의학정치가 추구했던 성격을 보여준다. 간단히 말한다면, 비르효의 자유주의는 지방 정치에서는 성공했으나 1848년 국가 차원과 비스마르크 제국에서는 실패했다는 것이다. 이러한 성공과 실패의 양상을 통해, 비르효의 경력은 자유주의 사회 과학자가 처한 어려움의 전형적인 예를 보여준다. 아래에 제시된 세 가지 각기 다른 역사적 맥락에서, 이 독특한 정치적 혼종political hybrid이 보여주는 모습은 그의 자유주의와 의료정치를 연결하는 모델을 제공한다. 자유주의가 아직 중도적 이념이 아니라 투쟁적 신조였을 때, 그것이 고무시킨 사회과학은 공공연하게 개혁적인 역할을 수행하였다. 자유주의 사회과학의 일차적인 추진력은 자유주의 원리에 따라 사회를 재구축하는 것이었다. 비르효의 경우, 이러한 원칙들은 (건강을 포함한) 개인의 권리와 민주 정부, 과학과 합리성, 교육을 강조했다. 또한 자유주의 사회과학자는 자유주의적 개혁주의가 열망하는 제한적인 목표들limited goals을 위협하는 혁명적 몰수revolutionary expropriation와 사회 전복 프로그램들socially subversive programmes을 피하겠다고 약속했다. 개혁을 실행하기 위해서는 급진적 수단을 동원하는 것이 필요할 수도 있지만, 이러한 수단들이 자유주의의 핵심에 있는 온건한 목표들을 위협해서는 안 되었다.

이러한 억제의 필요성은 (보다 온건한 21세기 현실 속에서는 덜 두드러지지만, 똑같이 존재하는) 자유주의적 사회과학의 결정적인 딜레마인데, 비르효는 그의 의료정치에서 반복적으로 이것과 씨름했다. 아주 초기에, 그것은 그로 하여금 지속적으로 주변의 정치 세력들과 접촉하게 하는 두 가지 지속적인 약속을 발전시키도록 만들었다. 첫째, 비르효는 개혁의 기치를 달고 그것이 가지는 파괴적 잠재력을 완화시킬 수 있는 사회적 계층의 역량 강화를 주장했다. 때때로 그는 이 엘리트를 교육받은 부르주아 계급이라고 밝혔으나, 더욱 역설적으로 그는 자신의 직업을 자유주의와 진보의 표준 담지자the standard-bearer라고 자찬하기도 했다. 둘째, 비르효는 개혁적 엘리트의 에너지를 분출할 수 있는 통로를 만들고 지도하며, 그 과정에서 사회적 안정을 도모하는 자유주의 국가의 힘을 암묵적이고 명시적으로 환기시켰다. 이러한 관념은 '자유지상주의자libertarian'로 불리는 이들과는 어울리지 않는 것처럼 보일지도 모르지만,[21] 19세기에 성립된 독일국가에 대한 비르효의 반감과 그 손아귀에서 사회를 해방시키고자 하는 그의 열망은 그 자체로 강력한 국가의 개념을 거부하게 만들지는 않았다. 이것은 단지 그의 이상이 베를린에서나 전체 제국에서나 그가 맞닥뜨린 정치적 현실들 속에서 항상 표현될 수 없다는 것을 의미했다.

비르효를 자유주의 사회과학자로 간주함으로써, 나는 그의 개인적인 이념적 프로그램에 대한 단순한 언급보다 더 근본적인 방법으로 독일 자유주의의 광범위한 정치 운동 속에서 그의 위치를 증명하고 싶다. 자유주의의 이념적 정의는 사실 이런 맥락에서 매우 어렵다. 19세기 독일에서 '자유주의자'라는 용어는 경제영역의

---

21. Evans, *Death in Hamburg*, 274

자유방임주의자에서 보호주의자까지, 종교에서는 루터주의자에서 무신론자까지, 정치에서는 자유주의자에서 국가주의자까지 다양한 의견들을 포괄하고 있다.[22] 이 연구의 목적 중 일부는 어떻게 자유주의가 많은 의견들을 수용했는가를 보여주면서 동시에, 비르효의 프로그램이 여전히 깊은 공명을 찾을 수 있는 움직임을 유지하는 것이다. 실질적인 활동에 발을 들여 놓음으로써, 비르효는 과학적 사회개혁에서 중요한 역할을 수행하고, 따라서 당연히 긴장의 대상이 되었다. 이러한 논의와 그것에 수반되는 방법에서, 비르효의 개인적 신념과 그의 경력을 설명하며 그의 성취에 지나치게 의존하지 않기를 바란다.

그를 독일의 다른 자유주의자들, 특히 개혁주의적 활동을 통해 자유주의 정치의 본질을 규정하는 데 도움을 준 사람들 속에 배치함으로써, 나는 독일 자유주의 속에서 특정 요소들의 활력을 증명했듯이, 비르효의 예외적 요소들이 비스마르크 공화국의 세상에서 그를 기형적 인물로 만들지 않기를 바란다. 한 사람의 생애가 그가 속해있는 집단에 대해 우리에게 말해 줄 수 있는 것은 많지 않지만, 결론적으로 나는 비르효의 자유주의적 개혁주의를 당대의 맥락 속에 위치하게 하고, 그의 활력은 역사적 문헌 속에 과도하게 또는 부당하게 묘사되어 온 그의 정치적 실패가 가지는 운동이 보다 복합적 접근을 요구한다는 제안을 하고자 한다.

---

22. James Sheehan, *German Liberalism in the Nineteenth Century* (Chicago: University of Chicago Press, 1978); Dieter Langewiesche, *Liberalismus in Deutschland* (Frankfurt: Suhrkamp, 1988)

제2장

비르효의 혁명적 나날들, 1848-1849: 자유주의 사회과학으로서 의학과 정치학

Virchow's
Revolutionary Years,
1848-1849:
Medicine and Politics
as Liberal Social Science

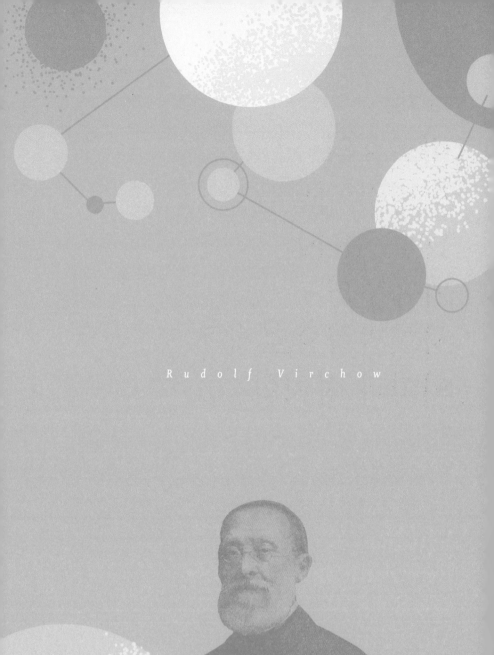

Rudolf Virchow

"일과 노고work and toil로 가득 찬 삶은 짐이라기보다는 축복이다. … 우리가 실생활에서 배우는 것은 끊임없는 일을 통해서이다. 그리하여 게으른 자들이 휴식을 취하는 동안, 우리는 수년에 걸쳐 얻은 훨씬 풍부한 경험을 모아, 시작하는 자들만이 알 수 있는 측량할 수 없는 지혜의 보물들을 끌어내는 것이다."[23]

17세의 비르효는 1839년, 지금은 폴란드의 북서쪽 지역인, 그의 고향 포메라니아Pomerania 쾨슬린 고등학교Köslin Gymnasium 졸업시험에 위와 같이 썼다. 이후 10년 동안 비르효는, 계몽되고 '이제 막 시작된' 엘리트의 특권을 가진 채, 일과 노고에 대한 그의 믿음을 구체적으로 경험했다. 그의 첫사랑은 늘 의학이었으며 1839

---

23. Rudolf Virchow, *Letters to His Parents, 1839 to 1864*, trans. L J Rather (Canton, Mass.: Watson Publishing International, 1990), 4-5

년 이후 그는 그 고된 의학자의 길이 요구하는 그 '축복'을 받아들였다. 베를린에 위치한 프리드리히 빌헬름 인스티튜트the Friedrich-Wilhelm-Institut는 군의관이 되려는 출중한 젊은이들을 양성하기 위해 1795년에 설립되었는데, 학교가 주는 장학금을 받기 위해 비르효가 행한 일과 노고는 그와 같은 처지에 있는 다른 학생들에 비해 매우 이례적인 것이었다. 그는 늘 재정 상태에 대해 걱정했다. 그는 당시 주된 관심사가 '수업 빼먹기, 카드놀이, 맥주 마시기'인 다른 학생들과 달리, 의학교육의 혼란스러움과 기강해이 상태를 극복하고자 분투했다. 그는 또한 의사들이 한 달 버는 돈을 철도 노동자들은 하루에 번다면서 의사들의 가난한 사회경제적 여건에 대해 분통을 터뜨리기도 했다. 또, 그는 '종종 사혈blood-letting이나 거머리를 상처에 붙이는 일뿐만 아니라 설사 유도 완화제, 수면제 분말, 치통약 등을 투약하는' 것과 같은 일들을 포함하여 장차 의사가 될 사람이 받아야 하는 엄격한 의료 훈련을 감당해야 했다. 1846년에 그는 마침내 국가의학시험을 마치고, (후에 그가 혁명적으로 변화시킨) 병리해부학을 강의하기 시작했고. 필요한 자격을 모두 갖춘 의사로서 본격적으로 의료활동을 시작했다.

비르효가 의학계로 처음 발을 디딘 것은 그의 두 번째 영역인 정치학에 대한 관심과 같았다. 1840년 후반까지 그는 프로이센 의회의 '폭력적인' 논쟁과 정부의 정통성 쇠락에 대해 지속적으로 그의 아버지에게 편지를 썼다. '40년대 기근기hungry forties'[24] 사람들

---

24. 1840-49년 사이에 있었던 대기근 시대를 말함.(역자 주)

에게 특별히 중요한 것은 소위 '사회적 질문social question'이었다. 하층 계급의 도덕적, 물질적 쇠락을 막기 위해 무엇을 해야 하는가 하는 질문은 당시 독일 지식 대중들 사이에서 점차 증가하는 정치적 관심사였다. 비르효는 그런 상황에서 "추수 역시 정치적 사건이 될 수 있다"고 썼고, 실레시아 사람들의 빈곤, 결핍과 관련이 있는 상부 실레시아의 발진티푸스 유행에 특별한 관심을 표했다. 비르효는 '수천 명의 죽음으로 적나라하게 드러난 이 사건'을 조사하면서 마침내 의학과 정치라는 그의 두 가지 관심사를 결합시켰다.[25] 그러나 일정 기간 비르효는 바깥 세계로부터 고립된, 그가 '그 자체로 하나의 도시town of its own'같다고 했던 베를린의 가장 큰 병원인 샤리테the Charité '내부domestics'에서 일어나는 정치적 사건들을 계속 지켜보게 되었다.[26]

그의 작업은 전적으로 하층 계급의 특징인 물질적, 심리적 고통과 이에 상응하는 신체의 질병을 가지고 있는 환자들을 만나지 않으면 안 되었는데, 이는 개인적인 의료 경험이라는 프리즘을 통해 사회적 문제를 보도록 그를 제한했던 것도 사실이다. 1843년에 그는 아버지에게 옴이 들끓는 병동의 악취와 먼지, 고온에 대해 썼는데, 그는 그곳의 환자들이 '사회의 가장 타락한 계층'에서 왔다고 썼다. 또 그는 환자들을 마음속이 '극도의 불신과 의심으로 가득 차고', '종교적 신비주의와 자위에 탐닉하는' 미친 사람들로 묘

25. Ibid., 69 (13/8/1846), 71-2 (1/5/1847), 75 (13/2/1848)
26. Ibid., 40 (14/5/1843)

사했다.[27] 이러한 사람들에 대한 비르효의 태도는 동정심과 역겨움이 뒤섞여있는 것이었다. 한편으로 그는 샤리테라는 난파선에 갇힌 '수감자'로 자신을 비유하기도 했다. 또 다른 한편으로, 그는 자신의 일을 철저히 즐겼고, "내 간호사가 당신은 환자들에게 너무 잘 해준다고 내게 늘 이야기해 주고, 그것은 나와 환자들을 행복하게 만든다"고 말하기도 했다.[28] 무엇보다 비르효는 의사의 눈으로 이들을 바라보았다. 당시 의학이란 학문 분야는 오늘날처럼 영웅적 신비감을 누리지 못했지만, 그럼에도 불구하고 의사들은 그들에 속하지는 않지만 고통받는 자들과 함께 어울리고, 편안한 직업적 거리를 유지한 채 자선을 베풀고 치료할 수 있는 독특한 기회를 부여받았다. 이 주제에 대한 비르효의 언급은 과학적 객관성의 두꺼운 옷을 입은 인간적 연민의 핵심을 드러낸다. 그는 임상적인 말투이지만 효과적으로, 그의 의학 경험이 '가장 흥미로운 인간성들'을 알게 했고, 이를 통해 '인간 본성에 대한 지식은 매우 풍성해졌다'고 이야기했다.[29]

이런 연민과 거리 둠이 뒤섞여 비르효 의료정치의 특징을 전반적으로 규정하게 되겠지만, 이런 사회적 관심은 1848-1849년 혁명기의 경험을 통해 일관된 이념으로 전환되었다. 이 기간 비르효의 일과 노고에 대한 윤리는, 사회적 문제에 대한 자유주의적 접근법의 연마를 통해, 개인적인 수양 넘어서는 표현을 발견했고 이것

---

27. Ibid., 41 (3/6/1843), 46 (30/7/1843)
28. Ibid., 40 (14/5/1843), 41 (3/6/1843)
29. Ibid., 46 (30/7/1843)

은 정치적 활동을 고무시켰다. 이 장은 비르효가 새로이 얻은 의학적 지혜의 '보물들treasures'을 어떻게 자유주의적 사회과학자의 논리에 의거한 사회 정치에 적용했는지 설명하는 것을 목표로 한다. 비록 그의 의학적 경험을 그의 독특한 자유주의적 신념의 유일한 결정요소로 간주하는 것은 너무 지나치겠지만, 그럼에도 불구하고 의료영역에서 그의 전문주의에 대한 연민과 정치영역에서의 가부정적 이념 간에는 확실한 연관성이 존재한다. 의료 행위는 의사 환자 관계에서 사회적 거리와 형제애적 휴머니즘fraternal humanism이 결합되어 있고, 비르효에게는 이러한 관계는 자유주의 사회과학자들과 고통받는 대중들 간의 관계와 유사한 것이었다. 그의 이러한 우월적 관점에 따라, 그는 국민들이 '건강해지도록' 그들의 사회, 정치적 수준을 끌어올려 그들을 치유하고자 노력하였다. 평등한 권리, 교육, 법치주의, 민주주의, 개인의 자유. 과학적 합리성에 기반을 두고 취약한 사람들을 안정된 질서로 이끄는 전략은 비르효의 사회 정치학의 윤곽을 형성했다. (그는) 이러한 목표들을 이루기 위해서는 사회혁명이 필요하지만, 그 폭발적 잠재력은 자비로운 국가를 통해 그 권력을 행사하는 개혁적 엘리트에 의해 행사되는 것이어야 한다고 생각했다.

자유주의 사회과학자의 용모: 상부 실레시아에서의 비르효

The lineaments of the liberal social scientist: Virchow in Upper Silesia

비르효의 사회정치에 대한 자유주의 이념은 상부 실레시아의 발진티푸스 전염병 유행을 보고 나서 확고해졌다. 모든 면에서 그 경험은 그의 인생을 근본적으로 바꾸어 놓았고, 질병의 사회적, 정치적 요인들에 대해 관심을 가지게 되었다. 전염병 유행의 의학적 상황을 보고하도록 프로이센 문화부 장관에 의해 파견된 비르효는 오늘날 남동부 폴란드인 실레시아Silesia의 소로우Sohrau란 마을에 1848년 2월 24일에 도착했다.[30] 그 지역에 대한 그의 첫인상은 특별한 의학적 상황이 아니라 인구집단의 일반적 열악함이었는데 이는 전염병이 쉽게 퍼지기 쉬운 취약한 환경을 제공하고 있었다. 비르효는 실레시아인들의 빈곤 상황을 알리는 글을 썼는데, 생활 여건의 비루함과 열악한 식습관, 턱없이 부족한 위생 상태에 대해 묘사했다. '해충vermin과 이lice로 인한 감염병에 시달리고 있는 상부 실레시아 사람들은 "겹겹이 쌓인 몸의 때를 가끔 내리는 폭우로 씻어냈으며 이것을 하늘의 섭리로 여겼다"고 했다.[31] 비르효는 '노예적이고 순종적인' 실레시아인들은 규율과 근면함보다 브랜디와 성적 음란함에 더 관심을 가진다고 생각했다. 그들은 사유재산

---

30. Ibid., 77 (24/2/1848)
31. Virchow, 'Report on the Typhus Epidemic in Upper Silesia' (1848), *CEPHE*, trans. by L J Rather (Canton, Mass.: Watson Publishing International, 1985), vol. 1, 210

에 대한 개념이 없었으며, 미래를 위해 절약하거나 계획하는 것에 관심이 없었고 가족 구조도 견고하지 못했다. 그들이 보여준 '개와 같은 굴종canine subservience'과 중산층의 가치에 대한 완전한 혐오로 인해, '일하는 데 익숙한 자유인'만이 모범적인 시민으로 역할을 할 수 있다는 비르효의 믿음은 더욱 견고해졌다. 그렇기에 그는 실레시아 사람들에 대해 '동정보다도 역겨움'을 느꼈다.[32]

하지만 비르효는 섬뜩함에 가까운 그러한 감정에도 불구하고 실레시아인들을 보다 객관적으로 분석하기 위해 전문가 입장에서 일정하게 거리를 두려고 하였으며, 보다 과학적인 용어로 그들을 이해하고 그 특징을 파악하기 위해 노력했다. 그들 거주 지역에 대한 섬세한 묘사에 따르면, 전형적인 집의 면적은 폭이 8에서 12피트(2.4~3.7m) 정도 되며, 높이는 5에서 6피트(1.5~1.8m)가 된다고 했으며, 1834년에서 1847년까지 가구당 거주민의 평균 수는 7.5명에서 9.5로 상승했다고 썼다.[33] 더 중요한 것은, 비르효가 엄격한 과학적 방법으로 전염병의 의학적 원인들을 밝혀내겠다고 결정했다는 것이다. 사례연구와 통계적 자료를 통해 그는 소변과 배설물, 피부발진의 세부사항들과 발진티푸스 환자들의 고통스런 호흡에 대해 자세히 탐구했다. 보고서의 중간중간에 기술되어 있는 그의 임상적 묘사는 초기의 흥분된 표현과는 뚜렷한 대조를 보인다.[34]

비르효는 전염병 유행의 원인 요소로서 기후와 지리의 영향, 발

---

32. Ibid., 210, 309-10
33. Ibid., 217-18
34. Ibid., 217-99

진티푸스와 장티푸스 간의 특성 차이, '독기miasmas'와 부패한 채소 등과 같은 경험적 소견들을 전염contagion과 감염infection에 대한 당시 이론에 비추어 평가했다. 그는 결론에서 이 질병이 만연하게 된 원인을 독기miasma로 보았고 이는 습기와 다른 기상조건 뿐만 아니라 주로 '화학적 분해chemical decomposition'와 같은 요소들에 기인한다고 강조했다. 그는 실레시아의 발진티푸스와 열악한 주거조건, 기아 혹은 형편없는 식습관, 나쁜 위생 상태 사이의 어떤 직접적인 연관성monocausal connection을 명시적으로 부정했으나, 사회 환경이 기여 요인contributory factors이 될 가능성에 대해서는 여지를 남겨두었다. 예를 들어, 기아는 '질병의 소인predisposition을 증가시킬 수 있으며' 실레시아인들의 생활조건과 연관된 '불건전한 환경unwholesome circumstance'은 만연한 독기miasma를 유행병으로 변화시키는 (질병에 대한) 감수성의 결정적이며 추가적인 차이를 만들어냈다고 하였다. 비르효가 "우리는 유행병의 원인을 언제나 지역의 비위생 상태 악화an intensification of domestic insalubrity에서 찾아야 한다고 여기게 되었다"라고 쓴 것은 바로 이것을 의미하는 것이었다.[35]

이러한 결론은 비르효로 하여금 '지역적 비위생 상태'를 단순하게 묘사하는 것보다 더 자세하게 질병의 사회적 결정요인들을 분석할 수 있는 기회를 제공하였다. 비르효는 질병의 원인론에서 유효한 과학적 공동 요인scientific cofactor으로서 사회적 결정요인들

---

35. Ibid., 297-8

을 강조함으로써, 그는 실레시아 사람들에 대한 그의 인상적인 비판을 사회 저발전의 보다 정교한 (그러나 덜 논쟁적인) 공식으로 전환시키려 했다. 이렇게 자신의 생각 틀을 짜면서, 그는 실레시아를 괴롭혀온 사회적 문제들에 대한 광범위한 해결방안에 자신의 전문적인 관점을 적용했고, '사회의 병을 진단하는 의사-개혁가 physician-reformer diagnosing society's ills'라는 자신의 스타일도 만들어나갔다.

그가 분리해 낸 첫 번째 사회적 요인은 지역사람들 사이에서 인종적 정체성ethnic identity이 쇠퇴해가는 것이었다. 실레시아는 700년 이상 모국 폴란드로부터 단절되어 있었으며, 하부 실레시아에 거주하는 사람들은 거의 완전히 독일화 되었지만, 상부 실레시아인들은 프로이센이 그 지역에 대한 지배권을 획득했을 때 폴란드 관습과 언어를 유지했고, 따라서 외부인으로 남아 있었다고 그는 설명했다. 그 결과 폴란드인의 역할 모델도 없고 국민 의식도 없는, 여기저기를 떠돌아다니는 사람들이 되어버렸고, 따라서 '끔찍하게도 … 어떠한 발전이나 문화도 존재하지 않는' 집단이 되었다는 것이다.[36] 실레시아에 남아 있는 폴란드의 영향은 기본적으로 부정적인 것이었다. 비르효는 실레시아 사람들 사이에 남아 있는 가톨릭 종교의 악영향을 여기에 언급했는데 이는 후에 문화투쟁 Kulturkampf 동안 그가 보여준 교권개입에 대한 반대 입장과의 연관성을 보여준다. 그는 교구 신부를 조롱했는데, 교구 신부들을 신

---

36. Ibid., 211

도들의 '절대군주absolute master'라고 불렀고, 가톨릭 위계조직은
그들의 권력을 유지하기 위해 '국민을 편협하고, 멍청하고, 의존적
인 사람으로 남도록' 애쓴다고 주장했다. 유행병이 창궐하는 동안,
가톨릭 자선단체는 변덕스럽고 조율이 잘되지 않았으며, '개별 환
자에만 관심을 가지고, 유행 전반에 걸쳐' 대처하려 하지 않았다
고 여겼다. 비르효처럼 철저히 세속적 인간에게 가톨릭은 그들의
동료들을 구하는 기독교인의 사명을 실천하는 데 실패했을 뿐만
아니라 그 추종자들에게 순종, 운명론, 반계몽주의, '정신적 속박
mental bondage'을 강요하는 존재일 뿐이었다.[37]

경제적으로, 실레시아인들은 폴란드의 '로보타주robotage'[38] 혹
은 준농노quasi-serfdom 제도에서 벗어나지 못하고 있었다. 소작농
으로 일주일에 5-6일 일하는 것은 경제 활성화, 사회 환경 개선,
질병으로 인한 인구 증가율 감소를 줄이려는 개인의 동기와 열정
을 사라지게 만들었다. 더욱이 상부 실레시아 사회의 계층화된 성
격은 계급 간의 거리를 더욱 멀게 했고, 그들 사이의 어떠한 의미
있는 협력도 이루어지지 못하게 했다. 마르크스가 주장한 것처럼,
비르효는 서민들에 대한 전통적인 의무를 저버린 '젊은 부자 귀족
young money aristocracy'의 출현을 비난했다. 실레시아 사람들의 잠
재력을 활용하기 위한 선도적인 시민들과 지식인들이 거의 없었는
데, 이는 제대로 교육받은 사람이 거의 없고, 그들은 그들을 둘러

---

37. Ibid., 211-13, 301-3, 308-9
38. '소작농'과 유사한 제도로 여겨진다.(역자 주)

싸고 있는 고통에 순응하며 살아가고 있었기 때문이다. 질병의 구제를 위한 많은 제안이 "사람들을 망칠 거라는 '일반적인 불만들'을 양산했다"고 비르효는 적었다. 사회적으로 의식 있고 성공한 시민들로 이루어진 헌신적 집단의 부재는 하층 계급에게 '아무도 그들의 친구, 교사. 보호자로 나서줄 사람이 없다'는 것을 의미했다.[39]

비르효에 따르면 문화적 전형, 종교적 억압, 계급 간 긴장의 결합은 '독일의 33년 평화 기간, 긴 역사를 통틀어 보아도 찾기 힘든' 대재앙을 양산해 오고 있었다.[40] 그는 철저하고 즉각적인 변화가 필요하다고 생각했다. 비르효는 실레시아에 반복된 전염병 유행을 일으키는 보다 근본적인 사회적 요인들을 치료하기 위한 가장 급진적인 처방들을 모아 제시하는 것을 주저하지 않았다. 그는 먼저 '완전하고 무제한적인 민주주의full and unlimited democracy'를 부르짖었고 실레시아의 특별한 처지를 고려하여, 프로이센 통치로부터의 민족자결national self-determination과 완전한 해방을 요구했다. 이러한 해법들은 실레시아인들이 '슬라브 민족의 위대한 가족the great family of Slav peoples'에 합류하면서, 동시에, 실레시아인들이 그 지역 원주민들의 정부indigenous institutions of government를 가질 수 있도록 허락하는 조치였다. 새로운 실레시아에 대한 이러한 각성은, '배고픔, 무지, 노예 상태'를 대체할 수 있는 것은 자유주의의 세 요소triad인 부, 교육, 자유라는 그의 생각을 강화시켰다. 이

39. Ibid., 213, 215-16, 308-9
40. Ibid., 307

러한 자유주의의 목적을 달성하기 위해 비르효는 폭력적인 수단의 잠재적 필요성을 인정했다. 그는 민중이 스스로 결정할 수 있을 만큼 '성숙ripe'하다는 사실을 권력자들이 받아들이려 하지 않기 때문에, 때때로 민중은 그들 자신의 손으로 문제를 해결해야 한다고 썼다. 그래서 그는 '불과 검fire and sword'에 의한 지배를 개탄했지만, 불완전한 세계에서는 그것들이 '수준 높은 윤리, 인간성의 고양a high ethical and human elevation' 수단이 될 수 있다고 믿었다.[41]

그런 영웅적인 치료에는 환자들이 격렬하게 반응할지도 모르는 위험이 따랐다. 실레시아인들의 혁명적 불이 '불타오르는 광신주의glowing fanaticism'적 성격을 띠지 않도록, 비르효는 사회개혁가들과 '국가 지도자들the great men of state'이 그들 자신의 불같은 열망을 '온건하지만 지속적이고 풍부한 따스함mild but enduring and fecundating warmth'[42]으로 바꾸어, 사람들을 고양시키는 작업에 참여할 것을 제안했다.[43] 교육받은 원주민들 중에서 능력 위주로 선발되어 꾸려진 지도자들은 '보호자적 통제tutelary control'란 방법을 통해 사람들을 번영으로 이끌고, 마침내 '잠자고 있는 자질을 일깨울 것이다'고 하였다. 그들은 억압적인 가톨릭 위계질서와 (인민들의 고통에) 관심이 없는 귀족들을 대체하고, 지도력을 발휘하며, 자유를 함께 누리고, 민중과 이익을 함께 나누는 새로운 계급을 만들고

---

41. Ibid., 216-17, 307-8, 312-13, 317
42. Ibid., 313, 315
43. Ibid., 313

자 했다.[44] 그러나 그들의 긍정적인 영향에도 불구하고, 이들 개혁가들은 비르효가 처방한 사회적 혁명을 그들 스스로 통합하고 관리하지 못했다. 의학에서 치료자는 그 치료법의 효과를 높이기 위해 생물학적 작동원리에 의존하지만, 국정에서 개혁가는 변화를 실현하기 위해 정부의 인위적 힘에 의존한다. 관리가 이루어지는 사회개혁은 사실 민주적 제도와 개인의 자유가 보호될 수 있는 환경을 요구하는데, 이러한 조건을 제공하는 국가 역할의 수립은 실레시아 보고서의 가장 도전적인 측면이다.

당연히 비르효는 현재 국가 기구가 절망적일 정도로 시대 착오적이며, 19세기 중반 프로이센이 관료주의적 절대주의자 bureaucratic-absolutist의 전통에 뿌리를 두고 있다는 사실을 알고 있었다. 그는 이 관료주의가 너무나 억압적이고 권위주의적이라고 비난했다. 비리와 점점 심해지는 권력의 중앙집권화, 감시식 사고 방식surveillance mentality, '거들먹거리고 인위적인 형식주의'의 만연으로 프로이센 관료들의 대민 서비스는 조롱거리가 되었다. 비르효는 아버지에게 편지를 쓰면서, 다음과 같이, 관료주의 국가에 대해 극도의 경멸을 표시했다.

"돈이 한없이 낭비되고, 관료들에 줄을 서고, 불필요하게 만들어진 진료소들은 고속도로의 깊은 진흙 속에 방치되고 있습니다. 그러나 죽은 사람은 다시 살아 돌아올 수 없고, 많은 사람은 수많은 질

---

44. Ibid., 216-17

병균들을 보유할 겁니다. … 그럼에도 불구하고 정부는 여전히 밀가루와 의사들을 여기저기에 보내는 것 외에는 아무것도 하지 않고 서류 작성에만 많은 종이를 낭비하고 있습니다. 끔찍하고 역겹습니다." [45]

반면 좋은 정부는 관료주의 그 자체를 스스로 허물지는 않고 보다 합리적인 기반 위에 세워놓는다. 활기찬 지방 자치정부는 '사람들의 요구와 동떨어진' (중앙) 정부를 대신해야 하고, 국소적 문제에 집착하지 말고 엄격한 조례에 의해 업무를 집행해야 한다. 사람들 사이에서 '공통적인 일반적 노력a common general effort'을 자극함에 있어, 이상적인 정부는 도로건설, 농업과 축산업의 개선, 산업 간 경쟁과 착취에 대한 규제와 같은 실질적인 프로젝트를 수행한다.[46]

그러한 정부의 미덕, 그리고 계몽적이나 가부장적이고 관료주의적인 프로이센적 이상과 구별되는 특징은 동등한 수준에서 지역 시민사회와 협력하는 것일 것이다. 그러나 실레시아와 같은 미성숙한 사회에서는 오직 국가만이 그러한 동반자적 관계의 기초를 제공할 수 있었다. 사회영역에 활력을 만들어내기 위해 국가가 단호하게 개입하여 '건강한 삶에 대한 확실한 권리unquestionable right to a healthy life'를 보장해 주어야 한다. 이는 무엇보다 물질적이고 도덕적인 개선이 전제되어야 한다. 교육과 권리 보존을 통해 국가

---

45. Virchow, *Letters*, 78-9 (29/2/1848)
46. Virchow, 'Report on the Typhus Epidemic', 307-8, 312, 314-17

는 국민을 외부적으로뿐만 아니라, 내부적으로도 더욱 자유롭게 만들 수 있다.[47] 그러나 비르효는 '입헌주의constitutionalism'와 학교 교육만으로도 그가 기대하는 변화를 만들어 낼 수 있을 것인지에 대해 의구심을 가졌다. 그는 소수의 개인에게 '자본과 토지재산의 과도한 집중'이 이루어지는 것을 비판했고, 따라서 자본의 특권에 대한 균형추로 재산과 토지를 가지지 못한 이들의 연합을 옹호하면서, 더욱 공평한 부의 분배가 '사회 상황을 개선시키는 유일한 수단'이라고 주장했다. 그러나 중요한 것은, 그가 국가가 노동자를 대규모로 고용하는 것이 '개인의 지배와 의존을 야기하는 새로운 요인'이 될 수 있다고 하면서 이를 거부했다는 것이다. '활발한 연대적 삶', '자본과 노동 이익의 상호작용'과 같은 그의 권고는 국가가 책임지는 어떤 사회주의 기업보다 더 민주적으로 보였다.[48] 따라서 비르효의 자유주의 철학은, 권력이 자유주의 자체의 핵심적인 이상의 보존해야 하는 때조차, 국가권력의 확장에 대해서는 명확한 한계를 두고 있었다.

국가 개입에 대한 그의 양면성은 공공 보건의료개혁에 대한 그의 옹호에서 가장 명확히 드러난다. 그의 의학적 관점으로 인해, 그는 그러한 개혁을 사회 정치 프로그램의 중심 항목centrepiece으로 여겼다. 현 상황을 반복해서 비판하면서, 그는 국가 의사들state physicians이 경멸스러우리만큼 과학에 대해 무지하고 권위에 복

---

47. Ibid., 314, 316
48. Ibid., 315-16, 318

종하는 것을 발견했다. 필요한 것은 그들의 지역에서 지역 실정에 대해 장기적이고 정교한 연구'를 수행할 수 있는, 역학적 원리 epidemiological principles를 이해하는 잘 훈련된 의사-개혁가 집단이었다. 이들이 수행하는 연구들은 국가의 공중보건 문제들을 해결하기 위한 법안을 만드는 데 과학적 근거를 제공할 것이었다.[49] 미래 전염병을 방지하기 위해서는 국가가 의료전문가들로부터 (전염병 발생) 정보를 얻어 사회를 보호하기 위한 조치에 나서야 한다. 그가 실레시안 사례에서 진단한 것처럼, "150만의 사람들에게 임시방편은 더 이상 효과가 없을 것이다. 우리가 이 상황을 해결하고자 한다면, 우리는 보다 급진적이어야 한다."[50] 그러나 의료전문가의 지식과 구체적인 사회정책 사이를 중재하는 정확한 작동원리에 대해서 비르효는 아무 말도 하지 않았다. 의학에서 과학 만능주의가 자유와 민주주의의 다양성을 위협할 수 있다는 사실은, 적어도 아직은, 그의 관심사가 아니었다. 그에게 중요한 것은 단지 국가가 과학적 원리에 입각한 사회정책을 수립해야 한다는 것이었다. '의학은 어느 사이엔가 우리를 사회영역으로 인도했기 때문에' 사회문제에 대한 '이론적 해법'을 제공하는 것은 의사들의 책임이고 '실제적 해법'을 제공하는 것은 정치가들의 책임이라고 하였다.[51] 의학은 사회질문의 중심이었고, 따라서 국가에 대한 정치적인 요구들을 내포하고 있었다. 그러나 국가를 '실제적 해법'으로 끌어드

---

49. Ibid., 225, 282-3
50. Ibid., 311-12
51. Ibid., 217, 311

린 비르효는 더 이상의 이상적인 모습을 언급하지는 않았다. 실레시아 보고서에서 비르효는 단지 급진적인 개혁적 목표를 달성하기 위해 고안된 국가 기구의 아주 개략적인 개요를 제공했을 뿐, 관료주의적 가부장주의와 사회적 파트너십, 국가 개입과 개인 권리, 의학 지식과 민주적 정부 간의 구체적 관계에 대해서는 거의 언급하지 않았다.

1848년의 혁명: 자유주의 정치와 의료개혁
The 1848 revolution: liberal politics and medical reform

그 후 15개월 동안 비르효는 자유주의자이자 의사로 1848 혁명[52]에 참여하는 것을 통해 자신의 생각을 정치적 실천의 시험대에 올려놓음으로써 보다 정확한 구상에 근접해갔다. 그가 외진 상부 실레시아[53] 지역에서 그의 평생에 걸친 정치철학의 기본 원칙들을 발전시켰다면, 베를린의 격동 속에서는 적극적으로 주고받는give-

52. '1848년 혁명'은 1848-1849년 사이 1년간 독일 전역에서 일어난 혁명적 움직임을 총칭한다. 파리 2월 혁명에 영향을 받아 1848년 3월 5일 남부 독일의 자유주의자들이 하이델베르크에 모여 전독일통일회의를 결정했고, 3월 18일 일어난 베를린의 총격 사건으로 격화되었다. 직후 국왕의 양보로 자유주의적인 내각이 성립되었다. 빈, 베를린, 프랑크푸르트 등에서 특히 격렬했다. 자유주의자가 대다수인 국민회의가 만들어지고 전독일인의 자유롭고 평등한 시민권과 민주주의적 제반 관리를 승인하는 등의 조치를 취했다. 그러나 오스트리아를 제외한 소독일주의에 기반을 두고 프로이센 왕 빌헬름 4세를 독일 황제로 선출했으나, 정작 본인이 거부하면서 혁명은 힘을 잃었다.(역자 주)
53. 지역명은 원칙적으로 자국이 쓰는 언어로 쓴다는 원칙에 입각하면, 원문에 있는 'Upper Silesia'는 독일어로 '오버슐레지언Oberschlesien'으로 번역하거나 다른 지역의 발음을 사용하는 것이 더 적절하다. 그러나 이 책에서는 영어 원문의 책을 근간으로 했기 때문에 편의상, '상부 실레시아(Upper Silesia)'로 번역했다.(역자 주)

and-take 대중적 담론을 발견하였다. 1848년 3월 10일 그는 실레시아에서 수도로 급히 돌아왔는데 다음 날 그곳이 '매우 혼란스럽다'는 것을 알게 되었다. 18일 베를린 혁명은 프로이센 군대가 왕궁 밖에 집결한 군중을 향해 두 발의 총격을 가함으로써 군중을 광분 상태에 빠뜨렸다. 다음 날 아버지에게 쓴 편지에서 비르효는 도시에서 막 시작된 대포 소리와 바리케이드 설치에 대해 묘사했다. 24일이 되자 그는 "혁명이 완전한 승리했다"며 성급한 선언을 했다. 격변 초기에 그는 권총을 입수하여 타우벤스트라스Taubenstraße로부터 프리드리히스트라스Friedrichstraße까지를 차단하는 바리케이드 작업에 참여했으나, 실제 전투에는 참여하지 않았다. 비르효는 그의 가장 큰 정치적 공명을 혁명적인 동요 보다 진정된 '의료개혁' 운동 속에서 발견했는데, 이 운동에서 의사들은 1848-1849년의 고양된 상황을 이용하여 19세기 전문가 집단의 지위 향상professional improvement을 위한 가장 야심찬 주장들을 발전시켰다. 일 년간 비르효가 공동 설립한『의료개혁Die medicinishe Reform』이란 잡지는 독일과 전 유럽에 걸친 의사들의 활동뿐만 아니라 의료개혁 운동의 선구자로서 비르효의 활동을 대대적으로 보도했다.[54]

권총을 휘두르는 의사 이미지는 어울리지 않는 것처럼 보일지도 모르지만, 비르효의 혁명 활동들은 점증하는 의료 전문직의 정치화라는 배경 속에서 이루어졌다. 비르효는 후에 영향력 있는『주

---

54. Evidence for this paragraph comes from: Virchow, *Letters*, 80-86 (11-24/3/1848); *idem*, 'Was die "medicin Reform" will', *MR* 1 (10/7/1848): 1-2. For publication data on *MR* (reprint) see the bibliography.

간 독일의학German Medical Weekly』의 편집인이 되는 의사 폴 뵈르너Paul Boerner와 바리케이드에서 싸웠다는 특징을 공유했다. 1848년 미래의 사회주의자인 요한 자코비Johann Jaocby[55]를 포함하여 13명의 의사가 프로이센 의회에서 의석을 얻었고 비르효 역시 선출되었으나, 너무 어리다는 이유로 자격을 박탈당했다.[56] 정치적 행동주의에 대한 경도는 전체 조직에 영향을 미쳤다. 베를린 의사협회General Assembly of Berlin Doctors[57]는 1848년 4월 2일에 전문직의 이해를 도모하기 위해 결성되었으나, 필연적으로 '정치 사건들, 선거, 베를린의 격동은 특수한 이해관계들을 배경 속으로 밀어넣는' 분위기에 굴복했다.[58]

더 젊고 정치화된 회원들(예를 들어, 비르효는 시 의회 부의장이었다)의 열정에 힘입어, 이 의사협회는 기존의 전문적이고 대체로 비정치적이었던 '과학의학협회the Association for Scientific Medicine (1844년 설립)'와는 다르게, 의사집단의 대표 조직으로서 새로운 경향을 보여주었고 분명한 정치적 용어로 의사들의 이익을 표현하는 새로운 경향으로 나아갔다.[59] 독일 전 지역, 작센Saxony, 실레시아Silesia, 웨

---

55. 요한 자코비(Johann Jaocby, 1805-1877), 독일 의사 출신 정치가. 1848 혁명에 참여했고 독일 진보당의 급진적 좌파로 활동했다.(역자 주)

56. Erwin Ackerknecht, 'Beiträge zur Geschichte der Medizinalreform von 1848', *Sudhoffs Archiv für Geschichte der Medizin* 25 (1932): 80-81; Kurt Finkenrath, *Die Medizinalreform* (Leipzig: Johann Ambrosius Barth, 1929), 55-6; *MR* 14 (6/10/1848): 100

57. 의사의 전문적인 이익을 옹호하기 위해 1848년 형성된 실제 협회이다. 미국 의사협회에 해당하는 조직이다.(저자 추가 설명)

58. *MR* 1 (10/7/1848): 3 for quotation and passim for reports on the General-Versammlung Berliner Aerzte

59. 과학의학협회(the Gesellschaft für wissenschaftliche Medicin)와 혁명 전 전문직이라는 자의식을 가진 의사협회의 부재에 대해서는 다음을 참고할 것 C Posner, 'Zur Geschichte

스트팔리아Westphalia, 바덴Baden, 뷔르템베르크Württemberg, 바이에른Bavaria, 동프로이센East Prussia 특히 베를린에서 1848년 혁명은 특별한 직업적 야심을 광범위한 혁명의 정치적 수사 속에 감춘 의사 사회의 출현을 목격했다.[60] 스테들E A Steudel 박사의 표현에 따르면, 의사 개혁가들의 생각들은, "당시 일반적인 생각들과 연관성을 가지고 있었다. … 따라서 우리 보건의료체계의 개혁이 단지 의사들만을 관심이라고 보는 것은 절대적으로 불충분하다는 것이 나의 진실한 믿음이다"고 말했다.[61]

직업적 자기이해self-interest와 1848-1849년의 보편주의적 담론 사이의 방정식은 의료 개혁가들이 문제가 있다고 간주하지 않았다. 정치가 의사들은 그들의 특별한 불만이 대체로 정치체계의 문제 밖에 있다고 믿지 않았다. 오히려 그들은 스스로 당대 사회적 질서 아래서 특별히 억압받는 존재로 여겼기에 그들은 그들 세력의 재건을 통해 혜택을 받을 수 있는 특별한 위치에 있다고 여겼다. 한 의사가 그랬듯이, "의료계에는 인간이 할 수 있는 가장 고귀한 성취와 가장 가치를 평가받지 못하는 상황이 결합되어 있다"고 보았다.[62] 의사들의 이런 정치 인식은 19세기 중반 동안 직업상의

des ärztlichen Vereinswesens in Berlin', *BKW* 30 (1893): 1230 and Eduard Graf, *Das ärztliche Vereinswesen in Deutschland und der deutsche Ärztevereinsbund* (Leipzig: F C W Vogel, 1890), 1-6, 138-41. 과학의학협회는 혁명 동안 정치화를 향한 어떤 경향을 보였지만, 그것에 대한 논쟁은 매우 기술적인 것이었다. 그럼에도 불구하고 그해 콜레라 유행에 대한 잦은 논의는 정치적 모순을 일으키지 않을 수 없었다. See *MR, passim*

60. See, for example, *MR*, 8, 42-4, 59-60, 65-8, 98-100, 114, 122-4, 151-2, 158-60, 167-8, 190-92, 195-6, 198-200, 203-4, 230-32, 250-52; also see Graf, *Das ärztliche Vereinswesen*, 16-17

61. Steudel (1849), quoted in Ackerknecht, 'Beiträge', 95

62. Oswa (1848), quoted in Ackerknecht, 'Beiträge', 101

물질적, 도덕적인 위기에서 기인했다. 당시 의사들은 빨래꾼, 옷 만드는 사람, 도살꾼 정도의 수입을 올렸고, (비르효 자신이 쓴 것처럼) 철도 노동자들보다 매우 적게 벌었다. 갈수록 치열해지는 경쟁은 단지 이러한 물질적 어려움을 고조시킬 뿐이었다. 시골에서는, 대학 교육받은 의사들이 비-자격 의사들non-physician quacks[63], '자연요법사들natural healers'과 경쟁해야 했으며, 1825년에서 1840년까지 37% 증가한 의사 수의 대부분을 흡수했던 도시에서는 제한된 환자 시장에서 의사들 간 경쟁이 집중되었고 훈련된 의사를 만나기에 충분한 수준이었다.[64] 여기에 의학 자체에 대한 나쁜 평판과 그와 동시에 훈련받지 않은 침입자들에 대한 분노가 더해지면서[65], 이러한 상황은 의사들 사이에서 그들의 집단적 상황을 개선하기 위해 정치를 이용하려고 시도하기에 좋은 조건이 되었다.

비르효를 필두로 한 의료 개혁가들은 혁명의 자유주의적 정치학 속에서 해법을 찾았다. 자유를 지향하고, 반대로 억압적인 국가에 대항하는 운동 속에서 자유주의는 직업적 자유와 그에 자연스럽게 수반되는 물질적 번영을 저해하는 간섭적 제한들로부

63. 면허제도와 의료교육체계가 자리 잡기 전에 대부분 치료자들은 제대로 된 교육과 면허를 받고 싶어도 받을 수 없었다. 따라서 이들을 무조건 '돌팔이 의사'라고 하는 것은 적절하지 못하다. 따라서 이 책에서는 '비-자격 의사'로 번역했다.(역자 주)
64. Ackerknecht, 'Beiträge', 89-93; Virchow, Letters, 59 (24/7/1845); Claudia Huerkamp, 'Ärzte und Professionalisierung in Deutschland', Geschichte und Gesellschaft 6 (1980): 357. 전문직의 인구학적 특성에 대해서는 다음을 참고할 것. Der Aufstieg der Ärzte im 19. Jahrbundert (Göttingen: Vandenhoeck & Ruprecht, 1985), 50-52
65. 지역 의사county-surgeon인 바우어Bauer는 "우리는 무엇보다도 우리의 업적과 지식에 상응하는 생존을 원한다"고 했다. (Posner 인용, 'Zur Geschichte des ärztlichen Vereinswesens', 1230)

터 (의사들을 자유롭게 하는) 해방의 이념을 제공했다. 따라서 개혁가들의 첫 번째 목표는 독일 의료 분야에서 시대착오적 규제의 유물들을 폐지하는 것이었다. 라틴어의 사용, 독일어로 된 약전藥典 pharmacopoeia의 부재, (바이에른) 지역 의사의 결혼 금지와 같은 것은 19세기 중반까지 지속되었던 구식 의학 조직의 유물 중 극히 일부일 뿐이었다.[66] 보다 실질적으로, 국가는 사회의 많은 다른 분야들을 관리하기 위한 경찰 감시를 의사들에게 동일한 방식으로 행함으로써 의사들의 삶을 간섭했다. 리델Riedel 박사는 『의학개혁Die Medicinische[67] Reform』에 경미한 통증으로 환자가 한밤중에 찾아와 그가 잠을 깨야 했던 일에 대해 불평하는 기사를 썼다. 그가 환자에게 나중에 다시 오라고 설득했지만, 지역 경찰관으로부터 '매우 강력한 질책'을 받았고, 이후 정부의 규제에 따라 의료적 의무를 다하도록 강요받았다고 술회했다. 의료계의 '경찰의 예속화'에 대한 리델의 항의는 그들 행위에 국가가 간섭하는 것에 대한 의사들의 일반적 분노 중 한 예였다.[68]

다른 종류의 간섭은 의료 분야 특정 세부 분야를 다른 진료 영역으로 포함시키는 규정과 규칙의 형태를 취했다. 독일의 각 주는 치료자들에 대해 각기 다른 분류 기준을 가지고 있었다. 가령 뷔르템버그는 의사들을 10가지 다른 등급으로 분류했다. 1825년 독

---

66. *MR* 23 (8/12/1848): 158.
67. 저자에 따르면, 'Medicinisches'는 'Medizinische'의 오래된 19세기 철자법이다. 이 책에서는 맥락에 따라 혼용하였다.(역자 주)
68. Riedel, 'Polizeiliche Knechtung des Ärztlichen Standes', *MR* 33 (16/2/1849): 197.

자적인 행보를 시작한 프로이센 정부는 의사들의 범주 수를 7개에서 3개로 줄였지만, 의료 개혁가들은 주로 신체 내부의 의료문제를 다루는 '(대학에서 훈련을 받고) 졸업한' 의사로, 주로 내과적 질병을 보는 의사들doctors과 교육을 거의 받지 못한 두 종류의 외과의들surgeons로 인위적인 구분을 고집했다.[69] 의사들은 과학적 근거에 기반을 둔 의학의 분할 불가능성indivisibility을 지지하는 것 외에도, 경제적이고 정치적인 이유로, 모든 것을 아우르는 통합된 의료직을 요구했다. 예를 들어, 내과 의사에 수술과 산파 일을 할 수 있게 하는 것처럼 한 가지 이상의 치료를 행할 수 있게 허가함으로써 의사들이 나날이 늘어가는 경쟁에 보다 유연하게 대응할 수 있게 되기를 원했다.[70] 하나로 통합된 직업은 또한 의사들이 국가에 대해 더 나은 협상 지위를 갖도록 했으며, 과거에는 법적으로 배제되었던 의료 세부 분야들에 대해서도 잘 훈련되고 명망 있는 의사들이 그들의 영향력을 행사할 수 있게 할 것이라고 했다.[71]

정부가 의사에 대한 간섭적인 규제를 포기해야 한다는 의사들의 요구는, 제대로 교육받지 않은 치료사quackery에 대한 의사들의 태도에서 보이듯이, 때로 이상한 모순을 보였다. 비록 이 문제에 대해 완전한 합의를 보지는 못했지만, 대다수 의료 개혁가들은 제

69. Finkenrath, *Medizinalreform*, 3-11; Huerkamp, 'Ärzte', 351-4; Ackerknecht, 'Beiträge', 92, 113.

70. Huerkamp, 'Ärzte', 357.

71. See, for example, Virchow, 'Der Staat und die Aerzte', *MR* 40 (6/4/1849): 225, draft for medical reform from Saxony, paragraph 2: "Midwives and all other medical personnel are wards of the medical *[Ärztlichen]* community and are without any franchise"

대로 교육받지 않은 치료사들의 의료 행위를 금지하는 규제를 폐지하여야 한다고 주장했고, 의료 행위를 규제할 때 국가에 의해 제공되는 보호는 계속되어야 한다고 주장했다. 이러한 반직관적 입장에 대한 하나의 설명으로는 '비-자격 의사법quackery laws'이 사실상 작동하지 않았다는 것이다. 로플러F Loffler 박사는 사기 행위charlatanism에 대한 당대의 법적 조치는 약한 강제력만을 가지고 있었고, '환상에 불과'했다면서, 국가가 모든 비-자격 사례를 근절할 수 있다는 믿음은 마치 의사들이 모든 환자를 치료할 수 있다는 생각과 같다고 말했다.[72] 비르효의 보다 명백한 자유주의적 주장은 지배적인 의견을 대표하는 것이었다. 비르효는 근대 세계의 경제적 자유라는 논리에 근거하여 비-자격 의사법의 폐기를 주장하면서, 국민의 교육수준과 의학의 과학적 진보에 따라 자연스럽게 환자들은 치료자를 선택할 때 충분히 현명한 선택을 할 것이라고 주장했다. 그리고 인구집단의 의료화는 비-자격 의사의 문제가 법적 문제가 아닌 '순수하게 문화적인 문제'가 될 것이기 때문에 국가 규제의 철폐를 주장했다.[73]

의사들을 국가의 규제 족쇄에서 해방시키기 위해서는 직업의 구조를 새롭게 하고 그 조직을 근대화할 필요성이 있었다. 직업적 탈규제의 분위기 속에서 의사들은 길드guild 같은 사회 조직의 경제, 무역의 자유주의적 요구를 대체하는 법적 틀 안에서, 자율 단

---

72. F Loffler, 'Ueber medicinische Pfuscherei und Polizei', *MR* 12 (22/9/1848): 79-80

73. Virchow, 'Der Staat und die Aerzte', *MR* 37 (16/3/1848): 213-14 and 38 (23/3/1849): 217-18

속권을 주장했다. 이 목표를 달성하기 위한 최선의 방법에 대해서
는 의견이 분분했다. 보수주의적 입장 쪽에서는 모든 의사를 주어
진 공동체에 강제적으로 소속하게 하는 국영기업 형태를 제안하
기도 했다. 많은 이들은 의사들이 그들의 잘못된 관행을 근절하도
록 하는 징계위원회Ehrengerichte와 관련한 규정을 추가하자고 했
고, (일부 제안에서는) 주류 의사들을 위협하는 '자연요법사'와 다른
비-자격 의사에 대한 징계업무를 국가에 넘기자고 제안하기도 했
다.[74] 자유주의 의사들은 자율 규제에 대한 큰 확신을 가지고 자발
적인 회원 가입과 함께 독립적인 협회의 설립을 주장했다.[75] 실제
로 의사들 대부분은 가입과 탈퇴가 자유로운 협회를 지지했는데,
이는 베를린과 메르세부르크, 안할트, 실레시아, 작센 의회에서 지
지를 얻은 제안이었다. (메르세부르크와 작손의 의회는 혼성hybrid, 국가의
개입이 없는 자유 협회state-sanctioned free association를 주창했지만, 그럼에
도 불구하고 그들은 이에 못지않게 '의사들의 자치' 필요성을 주장했다).[76] 로버
트 르막Robert Remak 박사는 자유로운 협회가 아니면 '가장 성가신
폭정'을 대변할 것이라고 주장했고, 반면, 1849년 1월 1일까지 비
르효와 함께 『의료개혁』의 공동편집인이던 정신과 의사 루돌프 로
우부셔Rudolf Leubuscher는 오직 이 협회를 통해서만 의료계가 진

---

74. See, for example, *MR* 39 (30/3/1849): 222
75. Finkenrath, Medizinalreform, 41-4
76. 'Bericht über die Reform-Vorgänge', *MR* 6 (11/8/1848): 35; Virchow, 'Der Staat und
die Aerzte', *MR* 39 (30/3/1849): 222 and 40 (6/4/1849): 225-7; Ackerknecht, 'Beiträge', 127;
Leubuscher, 'Die Associationen der Aerzte', *MR* 28 (12/1/1849): 178-9

정으로 자신을 '전문가'로 여기게 될 수 있다고 믿었다.[77]

반복하면, 비르효의 입장은 의료계의 제도에 대한 자유주의적 주장을 고수했다. 다른 많은 자유주의자처럼 그는 자유로운 협회를 '우리 시대의 사상'이자 사회 조직의 일반적 모델로 간주했다. 의료개혁의 맥락에서, 그는 그것이 의사들의 삶에 대한 간섭과 무제한적인 경쟁 사이의 가장 바람직한 중간 지점happy medium이라고 믿었다.

"협회 내에서의 자유경쟁: 이것은 우리의 전문적 자유이다. 협회 밖에서의 자유경쟁은 일반적으로 사기로 귀결된다. … 자유경쟁 없는 협회는 대중에 의한 개인의 속박이다."[78]

실제로 협회는 비르효에게 있어 전문직 지위의 상승을 담보해 주는 것이었다. 그것은 의사들의 정치적 이익을 대변할 뿐만 아니라 여건이 어려운 의사들에게 물질적 지원도 제공했다. 비르효의 이런 자유주의적 기관에 대한 지지는 '자유, 발전 능력, 상호 권리와 평등을 보장하는'[79] 협회들의 창설을 통해 '물질적 걱정과 타락'을 극복해야 할 필요성에서 비롯되었다.

---

77. Remak, *MR* 42 (20/4/1849): 236, speaking at the General-Versammlung Berliner Aerzte; Leubuscher, 'Die Associationen der Aerzte', *MR* 28 (12/1/1849): 178. Leubuscher actually used the word "Stand"

78. Virchow, 'Die Anstellung von Armen-Aerzten', *MR* 32 (9/2/1849): 193-4; *idem*, 'Der Staat und die Aerzte', *MR* 39 (20/3/1849): 221-3

79. Virchow, 'Der Staat und die Aerzte', *MR* 41 (13/4/1849): 229-30

의료개혁에서 자유주의 사회과학으로

From medical reform to liberal social science

그 협회는 비르효에게 있어, 자유주의 원칙에 기초한 일반적인 전문직의 지위 향상을 위한 핵심 부분이었다. 그러나 자유주의에 대한 그들의 지지 이유 분명히 밝히면서, 비르효와 다른 의료 개혁 가들은 그들 자신의 사회경제적 지위 향상에만 초점을 맞추지 않았다. 의료개혁 운동은 언제나 사상과 이상주의의 하나였으며, 단순히 특수 이익을 위한 정치는 아니었다. 비르효가 이것의 가장 명확한 예이다. 그는 "나는 더 이상 반쪽짜리 인간이 아니며 완전한 인간이다. … 나의 의학적 신조는 나의 정치적, 사회적 신조 속에 녹아 있다"고 설명했다. 그는 의료개혁을 언론과 집회 결사의 자유, 정교분리, 민주주의와 헌법에 기초한 정부, 대중교육 그리고 모든 개인이 "법을 존중하고… 자연이 그들에게 부여한 그들의 재능에 따라 발전할 것이라는 희망을 포용하는 '거대한 사회개혁의 일개 연결고리'에 불과하다"고 생각했다.[80]

다른 의사들 또한 자유주의를 일반적인 정치적 신조로 받아들였다. 베를린 의사총회에서 샤리테the Charité[81]를 대표하도록 선정

---

80. Virchow, *Letters*, 85-90 (24/3/1848-2/5/1848) (incl. first and third quotations); *idem*, 'Die Lage der Medicinal-Reform', *MR* 27 (5/1/1849): 173 (incl. second quotation); *idem*, 'Die Epidemien von 1848', *Archiv für pathologische Anatomie und Physiologie und für klinische Medicin* 3 (1848): 5; *idem*, 'Das Medicinal- Ministerium', *MR* 4 (28/7/1848): 13; *idem*, 'Die Anstellung von Armenärzten', *MR* 30 (26/1/1849): 185-6 (for Virchow's political principles).
81. 베를린의 대표적인 병원을 말한다.(역자 주)

된 55명의 의사들 중 47명은 자신들을 '민주주의자democrats'라고
밝혔다. 많은 의사를 포함하는 프로이센 의회(1849)에서 비르효는
"우파 프로그램he programme of the right에 서명한 의사는 단 한 명
도 없었다"고 했다. 또 그는 의사들의 사회적 양심은 빈번히 그들
을 '(혁명의) 선봉에 서게 했다'고 덧붙였다.[82] 그에게 이러한 사실들
은 의료계의 유익한 영향력을 입증하는 것이었다. 그러나 직업의
자유화에 대한 요구들을 정당화하기 위해서는 그들이 제안한 자유
주의적 가치들에 대해 의료 개혁가들의 개인적 지지보다 혁명의
보편적 목표와 보다 명확한 연관성을 보여줄 필요가 있었다. 정도
의 차이는 있었으나, 의료 개혁가들은 그들의 잠재력이 사회의 잠
재력을 대변하므로, 그들의 직업은 사회 개선의 후원자로서 어느
정도 역할을 해야 한다고 믿었다. 도입부에서 제시한 용어를 사용
하기 위해, 그들은 직업적 해방occupational liberation을 통해 공공의
이익common good을 가져오는 개혁적 엘리트reformist élite를 자신
의 스타일로 삼았다.

　적어도 이것은 왜 의사들이 자유주의 사회에서 그들의 전통적
인 치료자로서 역할을 더 잘 수행할 수 있는지를 설명하는 것을 의
미했다. 베를린 총회는 권력을 가진 직업의 사람들의 사회적 이익
을 주장하는 의료개혁 프로그램의 초안을 작성했다. 혁명 기간 초

---

82. Finkenrath, *Medizinalreform*, 56; [Virchow], 'Personal -Nachrichten', *MR* (16/3/1849): 216
(for first quotation); *idem*, 'Der Armenarzt', *MR* 18 (3/11/1848): 125 비르효는 이렇게 썼다. "왜
의사들 사이에서 보다 민주주의와 사회주의가 지금 여기에서 더 강한지 누가 궁금해 할까? 왜
의사들이 맨 왼쪽에 서 있고, 때때로 운동의 선두에 서 있을까?"

안은 "공중보건의 원칙은 그 어느 때보다 더 명확해지고 날카로워졌다. … 우리는 점차 (의사) 직종의 특별한 이익에서 사람들의 보편적 이익으로 이동해가고 있다. 우리 논의의 목표는 (독일에) 공중보건의 근대적이고 민주적인 조직을 만드는 것이었다"고 하였다. 그러나 이 초안은 '보편적인 이익'에서 공중보건을 향상시키기 위한 선결 조건은 전면적인 전문직종의 개혁professional reform임을 분명히 했다.[83] '결정을 위한 사전 문제들'로, 총회는 위에서 언급했던 의료계의 그 '특별한 이익'이 무엇인지 명확히 했다. (몇 가지 예를 들자면) 메르세부르크, 안할트, 드레스덴, 실레시아에서 나온 초안들은 사회/보건의료 정치를 의료/직업적 개혁과 유사한 것으로 부각시켰다. [84]

　의사들을 개혁적인 엘리트로 보이게 하려는 다른 시도들은 좀 더 야심 찼는데, 개별적인 의사-환자 관계에서 '개혁'을 후원하는 의사들의 역량 범위를 전통적인 역할 이상으로 확장하고, 그들을 실제 정치 권력의 중심에 보다 가까이 위치 지었다. 베를린 의사이자 비르효의 좋은 친구인 살로몬 노이만Salomon Neumann은 1847년에 "의학은 그 핵심과 골수에 사회과학이 있다medical science is in its essence and marrow a social science"고 썼는데, 이는 비르효 자

---

83. 'Rückblick', *MR* 11 (15/9/1848): 69
84. Virchow, 'Der Staat und die Aerzte', *MR* 39 (30/3/1849): 222-3 and 40 (6/4/1849): 225-7; *MR* 6 (11/8/1848): 35 and 9 (1/9/1848): 59. 때때로 이런 초안들(베를린이나 메르세부르크 같은 것)은 전문적인 개혁과 일반 사회, 정치 사이의 연계를 확실하게 만들었고, 다른 때는 의료계의 민주적이고 합리적이며 자유주의적인 조직에 대한 요구가 상위 정치 수준에 대한 연계를 암묵적으로 확립하였다.

신이 곧 발전시킬 관점을 정확히 예측한 것이다. 이를 통해 노이만
은 의사들이 사회통계를 수집과 같은 일을 포함하도록 그들의 일
상 활동을 확장하여야 하며, 따라서 사회 문제 해결을 위한 정치
의 방향전환에 기여해야 한다고 하였다. 이런 노력을 통해 의사들
은 국민 건강증진에 대한 책임을 부여받고 있는 국가 기관들에 쉽
게 접근할 수 있을것이라고 했다. 건강이 빈자들의 유일한 '자산'
이었기에, 국가는 시민들의 재산권을 보호하기 위해 사회정책들을
수용해야 한다고 노이만은 주장했다.[85] 로우부셔Leubuscher 역시
의학을 '전적으로 사회과학purely social science'으로 간주했고 이
개념에 대해 몇 가지 '실제적인 내용'을 제공하려고 노력했다. 특
히 그는 노동시간, 최저 노동연령, 일반적 노동조건들을 규제를 통
해 "노동자 문제에 (국가) 의료 행정가가 참여해야 한다"고 주장했
다.[86]

　　노이만과 로우부셔는 그들의 사회적 개혁을 위한 모델을 통해
의사들을 사회 정치와 연결시키는 데 있어 비르효에게 영향을 미
쳤다. 그러나 비르효는 의사-엘리트에게 가장 큰 권력을 주고 싶
어 했다. 그는 『의료개혁Die medicinische Reform』 제1호에서 "의사
들은 빈자들의 천부적 옹호자이며 사회 문제는 상당 부분 그들의
관할권 내에 있다doctors are the natural advocates of the poor and the

---

85. Salomon Neumann, *Die öffentliche Gesundheitspflege und das Eigenthum* (1847), excerpted in Hans-Ulrich Deppe and Michael Regus (eds.), *Seminar: Medizin, Gesellschaft, Geschichte* (Frankfurt: Suhrkamp, 1975), 164-7

86. Rudolf Leubuscher, 'Zur Reform der Sanitätspolizei', *MR* 3 (21/7/1848): 11-12; 8 (25/8/1848): 47-9 social question falls to a large extent within their jurisdiction"고 선언했다.[87] 비르효는 그 시대에 대한 가장 유명한 연설에서 "의학은 사회과학이며, 정치학은 단지 거대한 규모의 의학에 지나지 않는다 medicine is a social science, and politics is nothing more than medicine on a grand scale"[88]고 선언하면서 노이만과 로우부셔의 사상을 확장시켰다. 가장 보수적으로 해석할 때, 이 발언은 질병과 궁핍의 사회 요인들을 결정하고 근절하는 데 있어 정치체계는 개혁적 의사들의 처방을 사회적 차원에서 이행할 의무가 있다는, 상부 실레시아로부터 얻은 중요 교훈을 반영한 것일 뿐이었다.

그러나 좀 더 도발적으로 이야기하면, 비르효는 의사-엘리트의 자비로운 독재를 옹호했다. 이 개념에서 정치는 그저 거대한 규모의 의학이었다. 그는 독일 정치의 생애가 '왕조와 영토dynastic and territorial' 정치에서, '국가 민주주의 정치national democratic politics'를 거쳐 궁극적으로는 가장 '코스모폴리탄적 관점'들을 대변하고, '오직 자연의 법칙만이 (우리의) 행동을 결정하는' '과학적 정치scientific politics'라는 최종 단계로 나아갈 것이라고 전망했다.[89] 이러한 견해의 공통점은, 근대 병리학의 창시자인 비르효는 사회 동요를 신체 정치학에서의 병리학적 소견들과 거의 유사한 것으로 보았다는 것이다. 실레시아에서 얻은 생각의 논리적 정점은, 결국

87. Virchow, 'Was die "medicinische Reform" will', *MR* 1 (10/7/1848): 2
88. Virchow, 'Der Armenarzt', *MR* 18 (3/11/1848): 125. Emphasis added
89. Virchow, 'Die öffentliche Gesundheitspflege', *MR* 5 (4/8/1848): 21; *idem*, 'Report on the Typhus Epidemic', 313

질병들은 '언제나 사회적 결함과 연관되어 있고' 신체적으로 불건강 사회는 정치적으로 병적인 헌법으로 인해 고통받는다는 것이었다. 전염병의 유행이란 '정치인이 민중의 발전 발전과정에 장애가 발생했다는 것을 정치인들이 분명히 읽을 수 있는 하나의 커다란 경고 표식에 지나지 않는다는 것이다.[90] 사회는 병든 유기체였고, 의사-정치가는 치료자였고, 국가는 그가 효과적으로 치료할 수 있게 하는 도구였다.

의료정치에 대한 이러한 생각은 사실상 국가의 합법성을 의사-정치가가 치료를 실행하는 능력으로 고정시켰다. 비르효에게 국가는 집단의 도덕적 결속을 대표하기 때문에, '그 시민들이 굶어 죽는 상황에 처하게 할 때, 국가는 합법적으로 더 이상 국가가 아니었다.' 의사-엘리트의 지도 아래서, 의료 개혁가들의 사회적 처방을 시행하기 위해 필요하다면, '어떤 희생'도 요구하면서 '진정하고 현실적이며 살아있는 정신으로 국가의 모든 부분을 포용하는 것'이 정부의 '의무'였다.[91]

자유주의적 성향으로 유명한 사람이 이토록 놀랄 만큼 사악한 국가권력을 이야기하는 것은 정부라는 권력 기관을 통해 의학지식을 전달할 필요성을 반영하는 것이다. 그러나 의료정치에 국가의 불가피한 개입은 과학적 독재보다 자유주의적 사회과학의 요구에

---

90. Virchow, 'Die öffentliche Gesundheitspflege', *MR* 8 (25/8/1848): 45; *idem*, 'DerArmenarzt', *MR* 18 (3/11/1848): 126; *idem*, 'Die Epidemien von 1848', 3-5

91. Virchow, 'Die öffentliche Gesundheitspflege', *MR* 5 (4/8/1848): 21-2; 7 (18/8/1848): 37; idem, 'Der Staat und die Aerzte', *MR* 39 (30/3/1849): 221

더 뿌리를 두고 있었다. 비르효는 '거대한 규모의 의학'이라는 은유가 자유주의적 목적을 위한 것임을 분명히 했다. 비르효에게 의학은 독재를 추구하는 것은 아니었다. 무엇보다 과학적 진보에는 민주적인 생각의 교환이 필요하다고 생각했다. 따라서 과학적 가치에 따라 모형화된 국가는 다른 모든 원칙보다 자유를 우선시했다. 사회 유기체social organism는 완전한 유기체가 아니어서 전적으로 전체주의적 주장들을 하지는 않는다는 것이다. 비르효는 "국가는 확실히 유기체가 아니며 유기체가 되지도 않을 것이며, (국가는) 유기체들의 복합체이다"고 쓰면서, 완고한 유물론적 관점으로 국가를 이해하는 당시 유행하던 낭만적 (국가) 개념을 평가절하했다. 그래서 "소위 국가 유기체state organism라 불리는 것은 개인의 발전이 가장 잘 보장될 때 가장 번영한다"고 주장했다.[92] 마지막으로, 비르효가 언급한 '병적 사회pathological society'는 정상성(병의 반대)을 재구축하기 위해 바람직하지 않은 (병적) 사회 요소들을 척결한다는 극악무도한 구실로서, 현대 푸코Foucault 독자들에게 충격을 가져다 줄 수 있을 것이다. 그러나 비르효는 이런 이원론적 사고dualistic thinking에 동의하지 않았다. 그에게 사회 '병리학'은 단지 자비로운 개입을 통해 병든 요소들을 자연스럽게 건강한 상태로 회복시키는 데 필요한 장소를 제시했을 뿐이었다.

"우리는 질병을 개인적인, 특별한 것이라기보다는 어느 때에라도

---

92. Virchow, 'Der Staat und die Aerzte', *MR* 39 (30/3/1849): 221

살아있는 신체에 적용되는 것과 같은 법칙에 따라 변형된 조건 하에서 작동하는 삶의 징후manifestation of life로 간주한다. … 정신적이든 육체적이든 이 나라에 만연한 모든 질병은 비정상적인 조건 하에 살아가는 사람들의 삶을 보여주며, 따라서 우리가 해야 할 일은, 이러한 비정상성을 인지하고, 이를 해결하도록 정치가들에게 알리는 것이다."[93]

비르효는 과학 독재scientistic dictatorship에 중심을 둔 의료정치를 포기하면서, 어떻게 의학이 자유주의 국가의 행정에서 가장 잘 자리 잡을 수 있을지에 대해 설명했다. 의사들과 국가권력에 대한 그의 주장이 급진적이었음에도 불구하고, 비르효가 그들의 관계에서 상상한 것은 단지 독립적으로 구성된 권력 기관들 사이 내실 있는 협력일 뿐이었다.[94] 자유로운 협회를 전문직의 통합 도구로 내세운 비르효는 자유주의 정부에서 이것의 위치를 다음과 같이 개략적으로 설명했다. "국가와 관련하여 의사들이 미래에 차지할 위치는 기본적으로 국가가 의사들에 대해 취할 태도에 달려 있을 것이다. 국가가 계속 존재하는 한, 공중보건을 관리하는 것은 그들의 의무가 될 것이다"고 했다. 비르효는 또한 이 의무를 이행함에 있어, 국가는 공중보건 사안에서 개인들의 '요구들'에 부응하기 위해서는 그만큼 의료전문가들의 역량이 필요할 것이라고 주장했다.[95]

---

93. Virchow, 'Die Epidemien von 1848', 7
94. *MR* 6 (11/8/1848): 35; Virchow, 'Der Staat und die Aerzte', *MR* 40 (6/4/1849): 225-7
95. Virchow, 'Der Staat und die Aerzte', *MR* 37 (16/3/1849): 213

국가와 의사들 간 이상적인 자유주의 협력관계는 전통적으로 돈을 받지 않은 환자들에 대한 서비스를 제공해야 하는 의사집단 인, 자선 의사charity physicians에 대한 비르효의 발언에서 가장 잘 드러난다. 자선 의사들에 대한 관할권은 중앙정부가 아니라 지방 정부로 넘어갔는데, 가난한 사람들을 대상으로 효율적인 의료행 정이 헌신적으로 이루어지고 있는지에 대해서는 종종 의심을 받 았다. 비르효는 자선 의료체계의 개혁 관련 논쟁에서, 특별히 가 난한 사람에 의사를 강제적으로 배치해서 의사와 환자 사이에 어 떠한 선택도 없는 일반적인 관행을 개탄했다. 그는 의사와 환자 간 자유롭게 주어진 신뢰의 필요성과 환자가 자신의 치료할 사람 을 결정해야 하는 권리를 갖는 것이 당연하다고 주장했다. 이는 당 시 자선 의사의 큰 사회적 영향력을 감안했을 때 특히 필요한 주장 이었다. 노이만에 이어 비르효는 가난한 사람들의 삶에 대한 의학 적 개입이 진정한 사회의학social medicine의 가장 확실하고도 구체 적인 적용이며, 따라서 의료정치의 버팀대fulcrum of medical politics 라고 강조했다. 그는 자선 의료 분야의 부적절한 제도로 인해, 전 염병과 일반적인 가난이 증가했다고 하면서, 의료는 가난한 사람 들을 '그들의 비정상적 상황으로부터 해방시키기 위해' 제공되어 야 한다고 주장했다. 현재의 체계를 개선하기 위해, 비르효는 자선 활동을 제공하기 위한 의사협회의 구성을 주장했는데, 그 협회의 구조는 의료계 전체를 대표하는, 그가 선호한 자유로운 협회들free associations과 닮은 것이었다. 그는 이 자선 의사협회가 지역사회와

행위별 수가 진료비를 계약할 수 있고, 가난한 환자들은 그들이 선호하는 것을 선택할 수 있는, 안정적으로 적절한 보수를 받는 많은 의사를 제공할 수 있을 것이라고 밝혔다.[96] 이 계획에서 비르효는 협회 의사, 지방정부, 가난한 이들 사이를 조정하는 작동원리를 설명하였다. 따라서 그는 정부의 문제에 전문 직종(의사)이 참여하는 것과 관련하여 자신이 제시한 기준을 만족시켰다.

정부와 의료전문직 간의 협력관계를 개선하는 것은 상위 정부 수준에서는 덜 성공적이었다. 비르효와 다른 의료 개혁가들의 가장 근본적 요구는 의료개혁의 다양하고도 구체적인 측면을 공고화하기 위한 시도로, 독일 주 정부들의 다양한 의료헌법 Medizinalverfassungen의 변경에 대해 토론하고 초안을 작성하기 위한 특별 대회의를 개최하는 것이었다. 국가공중보건국national public health office과 의학회academy of medicine[97]의 요구와 함께, 의료 개혁가들이 의학 대회의medical congress[98]를 요구한 것은 단지 이것저것의 불평을 해결하고자 함만은 아니었고, 의료 관련 법제화 과정에서 국가와 제도화된 협력관계를 구축하고자 함이었다. 그러한 구체적인 구체적 입법은 그 당시 의료 업무에서 행해졌던 '불법'을 막기 위해서도 필요했지만, 대회의에서 제안들은 또한 그

---

96. Evidence for this paragraph: Virchow, 'Der Armenarzt', MR 18 (3/11/1848): 125-7; idem, 'Die Anstellung von Armen-Aerzten', MR 30 (26/1/1849): 185-7; 31 (2/2/1849): 189-90; 32 (9/2/1849): 193-4; 34 (23/2/1849): 202-3

97. See, for example, MR 4 (28/7/1848): 14 and passim

98. '의학 대회의(medical congress)'는 1848년 혁명 당시, 의사들의 진료행위를 규제하는 입법, 심지어 '헌법'을 제안하는 의사집단을 위해 제안된 아이디어였지만, 실제로는 전혀 구현되지 않았다.(저자의 추가 설명)

목적이 '시민들의 건강을 지키는 데 관여하는 것'이었으며, 따라서 '사회적 혼란과 특별한 관계가 있다'는 것을 분명히 했다.[99] 1848년 나머지 기간과 그 이듬해인 1849년에 이르기까지 많은 의회가 프로이센 관료들에게 의료헌법을 초안을 위한 대회의를 소집해 줄 것을 거듭 요청했지만, 그러한 노력은 결실을 맺지 못했다. 의료 개혁가들은 대회의의 권고안이 법적 구속력이 있는지, 국회 표결에 부쳐질 것인지, 아니면 대회의가 단지 협의 권한만을 가질 것인지에 대해서 전혀 합의가 이루어지지 않았다. 비르효는 이 문제에 대해, 국가와의 관계에서 '후원하지도, 후원받지도 않는 자유로운 대회의'를 옹호하면서 주저했다. 어쨌든, 그는 의학 대회의와 같이 '자유로운' 기관이 만든 (의료) 입법을 민주적 국가가 인정하는 적절한 방법이 무엇인가라는 질문에 답할 필요가 있다고 덧붙였다.[100]

역량 관련 이슈들이 추상적인 수준을 넘어서 전혀 진행되지 않았던 주된 이유는 정부 당국과의 협상이 그 단계에 결코 도달하지 못했기 때문이다. 자유민주주의 국가에서 의료자문기구의 권한 강화로 제기된 역량 문제들은 그런 국가가 아직 존재하지 않을 때는 전혀 문제가 되지 않았다. 그 대신 그런 질문들에 거의 관심을 갖지 않는 비자유주의자 관료주의가 있었다. 의학 대회의에 대한 제안이 보내진 문화부 장관은 논의를 그런 사안이 아닌 보다 구체적

---

99. *MR* Extrablatt to 2 (19/7/1849): 1

100. Virchow, 'Der medicinische Congress', *MR* 17 (27/10/1848): 117

이고 당면한 의료계의 요구로 유도하려고 계속 노력했다.[101] 의사
들이 관심을 가졌던 의학 대회의medical congress의 권한 확립을 위
한 입법화는 혁명이 자유주의 노선을 재구축하는 데 실패함에 따
라 결국 무시되었다.

의료개혁 운동의 쇠퇴
The decline of the medical reform movement

의료개혁 운동에서 쇠퇴를 이야기하는 것은 어떤 의미에서
는 다소 혼란스러운 일인데, 왜냐하면 이 운동은 그 시작부터 (쇠
퇴를 이야기할 만큼) 그렇게 인기를 누리지는 못했기 때문이다. 베
를린 전체 총회의 초기회의와 1848년 봄에 있었던 『의료개혁Die
medicinische Reform』 잡지의 창간호에 활기를 불어 넣었던 정신
은 1849년 초에 눈에 띄게 사라져버렸다. 이것의 가장 초기 징후
는 내부 불화였다. 처음 열린 총회에는 수도에 있는 의사의 3분의
2에 해당하는 300명의 의사가 참석했지만,[102] 잦은 지도부의 교체
와 외과 의사surgeons의 입회를 둘러싼 논란으로 조직은 어려움을
겪었는데, 이 논쟁은 다시 언급하게 될 것이지만, 외과 의사가 면
허를 부여받은 내과 의사와 법적으로 동등하지 않다는 것이었다.
비르효의 주장에 따르면, 총회는 1848년 8월 11일 마침내 두 종류

---

101. 'An die preussischen Aerzte', *MR* 6 (11/8/1848): 30-31
102. Posner, 'Zur Geschichte des ärztlichen Vereinswesens', 1231

의 외과의들을 편입시키는 안을 투표로 통과시켰지만,[103] 더 소규모이고 경쟁조직인 '의사와 외과 의사협회Association of Doctors and Surgeons'가 총회의 결정권자 중 일부를 확보하는 데 성공했기 때문이다. 1849년 초기 『의료개혁Die medicinische Reform』에는 헌신적인 운동가들을 끌어들이고, 반면 혁명에 반대하는 기운들을 막아내는 데 점점 더 어려움을 드러내고 있었다. 1849년 1월 1일에 로우부셔Leubuscher는 (여전히 계속 사설을 보내지만) 잡지의 공동편집인을 사임했고, 비르효 혼자 책임을 맡게 되었다. 창간호가 나온 후 6개월 후, 비르효는 반혁명의 '힘 있는 세력들'이 "우리 사회 조건들의 합리적 발전과 이와 함께 필요한 공중보건의 개혁을 위협하고 있다"고 말했다.[104]

이 진단은 1849년 3월 16일 총회가 2월 26일 의학 대회의 medical congress를 개최하자는 안을 프로이센 문화부 장관이 확실히 거절했을 때 확인되었다. 예의 바른 관료적 언어로 장관 보좌관은 의학 대회의 제안에 감사하다는 뜻을 밝혔고, 이를 고려해 보겠다고 했지만 당시 어떤 확답을 줄 수 없다고 덧붙였다.[105] 이는 단지 이미 모든 사람이 알고 있던 것을 확인했을 뿐인데, 그것은 프로이센 정부가 급진적 의사들 집단의 요구에 굴복하려 하지 않겠다는 것이었다. 힘이 약화된 총회는 정부가 대회의를 소집할 것이라는 희미한 희망을 품고 몇 주 동안 계속 유지되었지만, 비르효

103. *MR* 7 (18/8/1848): 41
104. Virchow, 'Die Lage der Medicinal-Reform', *MR* 27 (5/1/1849): 173
105. *MR* 38 (23/3/1849): 219, 238; Graf, *Das ärztliche Vereinswesen*, 14

의 이 문제에 대한 연설은 분명한 사임 의사를 보여준다.[106] 그래도 그는 배와 함께 가라앉기로 결정했다. 1849년 3월 23일 그는 총회 의장직을 계속 맡았지만, 같은 날 '소극적으로 참석했던' 회의 그 자체를 완전히 해산해야 할지에 대한 활발한 토론을 지켜봤다.[107] 6월, 비르효는 '여전히 문화와 그 실현을 믿는 젊은 세대의 의사들에게' 의료개혁의 '꿈들'을 상징적으로 '이양하는' 기사를 게재했다.[108]

6월 29일, 비르효는, 프로이센 정부에 대해 직접 저항했던 반대 정치운동으로서 (적어도 베를린에서의) 의료개혁의 종말을 알리는 『의료개혁』의 52번째이자 마지막 부수를 발행했다. 5월 1일, 그는 샤리테Charite 옆 아파트를 비워줘야 했고, 병원에서는 직무 정지에 직면했다. 다행히 그는 바이에른의 뷔르스부르그Wurzburg에서 자신의 위치를 '급진적 경향의 활동 공간a playground for radical tendencies'으로 삼지 않는다는 조건으로 의학과 과학 활동을 계속할 수 있도록 허락받았다. 의료개혁 운동에 참여한 많은 동료가 실형을 선고받았다는 점을 감안하면, 이 조항은 상당히 온건한 것으로 보인다. 비르효의 뷔르스부르그 시절은 병리학적 해부학의 원리 수립을 포함하여 그의 가장 활발한 과학적 활동을 목격할 수 있

---

106. [Virchow], 'Die Enthüllungen über den ärztlichen Congress', *MR* 46 (18/5/1849): 249-50; 47 (25/5/1849): 253-4; 48 (1/6/1849): 257-8. On page 254, 비르효는 "지난 5개월 동안 우리는 의사협회 총회에 두 번째 서 있다. …여기에 세 번째로 설 때에 누가 국가라는 배의 브레이크를 잡고 조정할 것인가? 우리는 '립Lipp과 퀠치스란트Kelchesrand 사이에서/ 황량하고 우울한 권력의 도움Schwebt der düstern Mächte Hand'을 요청해야 할까?"라고 썼다.
107. *MR* 39 (30/3/1849): 224
108. Virchow, 'Die medicinische Verwaltung', *MR* 49 (8/6/1849): 262

는 시기이다. 그러나 정치적으로 그는 그의 민주적 선동을 '가족의 내면적 삶inner life of the family'과 '일상 업무의 조용한 성취silent achievements of daily work'에 대한 헌신으로 대체할 필요성을 실용적으로 받아들이면서 침묵을 지켰다.[109] 그는 1859년이 되어서야 베를린 시 의회 선거에 당선되면서, 그의 정치적 인생에 다시 합류했다.

의료개혁 운동의 몰락은 그 원인을 지지하는 어떤 종류의 대중적 공명도 결집해내지 못한 무능력에서 비롯되었다. 혁명이 시작된 지 불과 5개월만인, 1849년 7월 말에 로우부셔는 "한 사회의 형성에 참여하기 위한 우리의 무한히 풍부하고 아름다운 임무는 '사소한 문제들'에 대한 토론으로 용해되어 버렸다"고 한탄했다.[110] 비르효는 "우리가 요구했던 희생적인 사람들의 규모가 충분한 수준에 도달하지 못했다"[111]고 불만을 표시하면서, 이러한 우왕좌왕을 운동의 중추적 역할을 하는 진정한 혁명적 봉기의 실패 원인으로 돌렸다. 그러나 사실 의료 개혁가들은 그러한 희생을 추구한 적이 없었다. 어윈 애커크네흐트Erwin Ackerknecht가 쓴 바와 같이, 의료 개혁가들은 결코 그들의 '환자들'과 상의하려 하지 않았고, 따라서 그들의 대의에 대한 (대중의) 대규모 지원을 이끌어내지 못하였다. 의료개혁은 그 자체로 '일반적'인 것이 아니면서 '일반적인 이

---

109. Evidence for this paragraph from: *MR* 42 (20/4/1849): 236; Finkenrath, *Medizinalreform*, 57; Virchow, 'Schluss', *MR* 52 (29/7/1849): 273-4; *idem, Letters*, 103 (6/4/1849), 106-12 (12/5-21/8/1849), 124 (20/12/1851)

110. Leubuscher, *MR* 5 (4/8/1848): 27

111. Virchow, 'Die Lage der Medicinal-Reform', *MR* 27 (5/1/1849): 174

익'을 추구한다고 주장했다.[112] 비르효 자신은 자유주의자들 영역의 준비 부족과 결과적으로 조직화에 실패한 것이 그 운동의 광범위한 지지를 이끌어내지 못한 결정적인 요인이라고 생각했다.[113]

그러나 1848의 다른 혁명가들처럼, 의료 개혁가들이 사회적 기반 부족으로 실패했다고 주장하는 것은 명백한 사실을 경시하는 것이다. 그들 실패의 더 깊은 원인은 자유주의적 사회과학자의 특수한 상황predicament에 있었다. 의료 개혁가들의 자유주의 사회원칙을 견고하지만 평화롭게 수립하는 것에 관심을 가졌지만, 이것은 그들로 하여금 실제로 그들이 고양하려는 바로 그 사회에 의지하지 못하게 했다. 비르효의 (하층 대중은) "모두 너무 판단력과 교육이 결여되어 있고", 그들의 존재가 '평화와 질서'를 불가능하게 한다는 '하층 대중rabble, Pöbel'에 대한 불신이 그를 자유주의적 사고를 따르게 만들었다. 사회 문제들을 해결하기 위해서는 하층 대중들을, 정치적 안정의 기반을 형성하는 '시민적, 법적, 가족적 권리와 즐거움들'에 참여하게 함으로써 '사회로 편입시켜' (하층 대중이) 사라지도록 하는 것이 필요했다. 그러나 '(사람들이) 그들의 필요에 따라 자유로운 발전을 이루도록'하기 위해서는 확고한 보호자적 지침tutelary guidance이 필요했다.[114]

보다 광범위한 사회 재생social regeneration의 실체로서 전문직

---

112. Ackerknecht, 'Beiträge', 163

113. Virchow, 'Die Lage der Medicinal-Reform', *MR* 27 (5/1/1849): 174

114. Virchow, 'Radicalismus und Transaktion', *MR* 14 (6/10/1848): 94; *idem*, 'Der Armenarzt', *MR* 30 (26/1/1848): 185-6

개혁에 과도하게 집중함으로써, 비르효와 동료들은 지도력의 부담을 지고 있는 활동가 엘리트들에 대한 그들의 의존을 배반했다.

비타협적인 정치의 필요성은 사회 문제에 대해 하향식 접근을 요구했고, 이것은 다시 그들의 프로그램을 시행하기 유리한 정치적 상황을 필요로 했다. 의료 개혁가들은 현재 형태의 국가를 좋아하지 않았지만, 국가가 중요하다는 것을 알고 있었다. 비르효의 표현대로, '현재의 정치 상황은 의료개혁을 하기에는 부적절한데', 왜냐하면 의료개혁의 전제 조건으로 간주되어야 하는 행동과 원칙을 육성하지 못하고 있었기 때문이다.[115] 개혁을 진지하게 논의하고 실행할 사회적 공명이나 국가 구조를 제공하는 정치적 풍토가 없는 상황에서, 비르효와 그의 동시대인들은 관념의 영역에서 환상을 펼쳤다. 비르효는 항상 국가에서 (그 몽상을) 그리는 것으로 결론을 맺었지만, 국가가 그에게 후진적이고 억압적인 실체로 남아 있던 시대에, 그는 사회개혁가들과 정치적 권위자들 사이의 협력 조건을 분명하게 밝히지 못했다. 의료개혁 운동의 쇠퇴는 비르효와 그의 동료들이 현실적인 제안을 하는 대신 정치적 꿈의 고립된 세계에서 얼마나 많은 일을 벌였는지를 보여주며, 그의 열망들은 궁극적으로 무관심에 처하게 됐다.

비르효는 『의료개혁Die medicinische Reform』의 마지막 호에서 자신이 뷔르츠부르그Wurzburg에서 선택할 실용주의가 단순히 그의 정치적 실망에서만 비롯된 것이 아니라, 미래 보건의료개혁에 대

---

115. Virchow, 'Die Lage der Medizinal-Reform', *MR* 27 (5/1/1849): 174

한 시도가 실제적인 정치 상황에 근거를 두어야 한다는 깨달음에서 비롯되었다고 설명했다. 비르효는 돈키호테적 운동을 계속하는 것보다 1848년 참여한 혁명에서 이루어내지 못한 목표들에 전념하고자 했다.

"우리는 공중보건학적 문제들, 일용할 양식, 건강한 삶을 국민에게 제공하는 과제를 계속 인식할 수 있을 뿐이다. … 우리가 염두에 둔 의료개혁은 과학과 사회의 개혁이었다. 우리는 그 원칙들을 개발하고 발전시켰다. 그것들은 이 잡지의 존속 여부와 상관없이 계속될 것이다. … 우리는 이 이슈를 포기하는 것이 아니라 단지 상황을 포기하는 것이다." [116]

다음의 두 장에서는 먼저, 베를린에서 위생개혁sanitary reform을 위해 그가 행한 활동을 통해, (과거) 좌절되었던 국가보건의료개혁의 시도 때보다 더 현실적인 열망을 가지고 정치에 재진입하려고 했던 비르효의 시도들을 다루게 될 것이다.

---

116. Virchow, 'Schluss', *MR* 52 (29/6/1849): 274

제3장

비르효와 베를린 운하화: 도시 자유주의의 약속

Virchow
and the Canalization
of Berlin:
The Promise of
Urban Liberalism

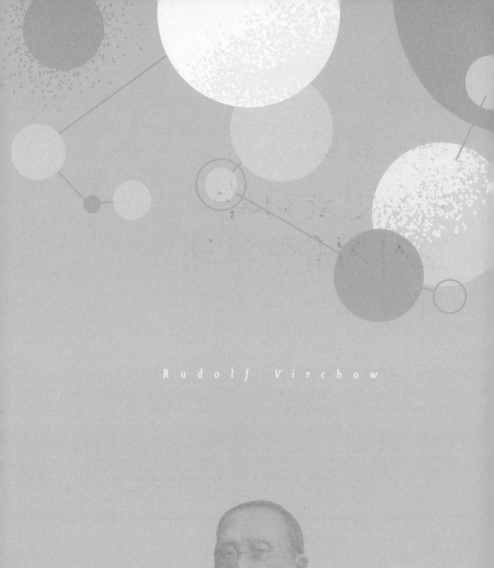

Rudolf Virchow

도시 자유주의의 맥락에서 본 하수 오물 문제

The sewage problem in the context of urban liberalism

    1872년 유명한 영국 위생개혁가 에드윈 채드윅Edwin Chadwick 은 베를린을 유럽의 가장 악취 나는 수도로 묘사했으며, 누구든 베를린 사람은 그 옷 냄새로 알아볼 수 있다고 말했다. 19세기 시작 이래, 베를린은 사실 채드윅이 말한 대로 국가의 직접 책임 아래 있는 하수체계의 미비로 고통받았다. 근대 하수도 체계와 하수관들, 처리센터들이 생기기 전인 19세기 지난 4반세기 동안 베를린은 사람의 오물을 주로 한밤중에 거주지로부터 수레로 운반하여 스프리 강Spree river에 버리는 일군의 노동자들에 의존해왔다. 이에 대한 대안으로 단지 더러운 오물을 덜 자주 버리고 정기적으로 청소하는 수밖에 없었다. 베를린에서 '밤 근무하는 아가씨들ladies of night-work'이란 성매매자를 지칭하는 것이 아니라 거리에 수레를 끌고 와서 오물을 그 위에 퍼 올리는 여성들을 말하는 것이었으며, 이것은 베를린 거주자의 아파트로 퍼지는 악취를 남겼다. 밤 11시에 악취가 참을 수 없이 심해질 때면 베를린 사람들은 창문을 닫았다.[117]

비나 눈 폭풍 이후 흐르는 물, 공장 배출물, 주방에서 나오는 음식물 찌꺼기 등 고체와 액체로 된 여러 종류의 쓰레기들을 처리하기 위해, 베를린은 거리 옆을 따라 흐르는 하수로 망을 보유하고 있었다. 인간의 오물이 이러한 노출된 수로를 오염시키는 것은 드문 일이 아니었다. 베를린의 인구밀도가 더욱 높아지고 오수량이 증가함에 따라, 그 하수로들은 넓고 깊어져 실수로 발을 잘못 디뎌 그 배설물 속에 빠지는 보행자들에게는 건강 위험 요소가 될 수밖에 없었다. 이런 일을 피하기 위해, 많은 주민이 여름에도 부츠를 신었다. 이 도시는 지하 파이프뿐만 아니라 원시적인 운하체계를 가지고 있어, 쓰레기를 모아 종국엔 이것을 스프리 강으로 흘려보냈지만, 이 체계조차 도시 전체에 걸쳐 존재한다고 보기 어려웠다. 강으로 들어간 (오염된) 물은 스프리 강의 느린 유속으로 인해 더욱 복잡한 문제를 야기했다.

---

117. Magistrat Berlin, *Bericht über die Gemeinde-Verwaltung der Stadt Berlin in den Jahren 1861 bis 1876* (Berlin: Julius Sittenfeld, 1880), vol. 2, 125-8; John von Simson, *Kanalisation und Städtehygiene im 19. Jahrhundert* (Düsseldorf: Verein Deutscher Ingenieure, 1983), 91, 97; Fritz Langbein, 'Der Werdegang der Berliner Stadtentwässerung', in Hermann Hahn and Fritz Langbein (eds.), *Fünfzig Jahre Berliner Stadtentwässerung, 1878-1928* (Berlin: Metzner, 1928), 17-19

하수 오물 문제가 절정에 달했던 1870년대 초와 1890년대에 사이에 베를린은 급진적 변화를 겪었다. 1873년 시작해서 이후 21년간에 걸쳐, 도시는 인간이 배출한 쓰레기 처리와 그에 따르는 배출과 유출수라는 두 가지 문제들을 동시에 해결하기 위한 해법으로 '운하화canalization' 체계를 도입했다. 동시에 그 체계는 스프리 강의 오염을 방지했다. 이 프로젝트는 매우 성공적이었다. 예를 들어, 런던, 파리, 함부르크, 프랑크푸르트 등 다른 많은 유럽 도시들 보다 늦게 그 하수 문제를 해결한 베를린은 그들의 경험을 바탕으로 호사를 누렸고 그 명성이 유럽을 넘어 전 세계에 퍼진 모델 체계가 되었다. (그 위생문제가 확실히 베를린에 필적했던) 캘커타에서 근무한 영국 엔지니어 실크A E Silk는 베를린 체계가 그의 도시에도 유용하게 사용될 수 있다는 보고서를 작성하기도 했다. 그의 베를린 운하화에 대한 당시 설명의 아주 전형적인 결론은 다음과 같은 인용에서 잘 드러난다.

"도시로서 베를린은 세계의 수도 중에서 첫 번째 순위에 놓일 수 있다. … 거리의 청결함과 도시에서 찾아 볼 수 없는 악취는 위생문제들에 대해 시 의회가 채택한 현명하고 진보적인 정책의 충분한 증거이다."[118]

---

118. A E Silk, *A Report on the Drainage and Sewerage System of the City of Berlin* (Calcutta: Bengal Secretariat Press, 1894), 1. See also, for example, James Pollard, *A Study in Municipal Government. The Corporation of Berlin* (Edinburgh: Wm Blackwood & Sons, 1894), ch. 3; William Harbutt Dawson, Municipal Life and Government in Germany (London: Longmans, Green, and Co., 1914), 199. As these references suggest, the English, who had been pioneers

이는 채드윅의 혹평에 가까운 선언과는 전혀 다른 것이었다.

베를린 위생체계에 대한 칭송 일색의 글에서 비르효의 이름은 다른 누구보다도 상위에 위치한다. 이시도르 카스탄Isidor Kastan은 19세기 베를린에 대한 그의 회고록에서 비르효를 '위대한 연구자이자 서민들에게 인기 있는 정치인'이라고 칭송했는데, 그는 이를 통해 '이렇게 높게 평가되는 프로젝트에 대한 끈질기고도 집요한 헌신'으로 '모든 방해와 악의적 공격들'을 극복해내었다고 칭송했다.[119] 이러한 평판은 상당 수준 그럴만했다. 베를린 시 의회에서 과학적 전문가로서의 의견과 정치적 리더십을 통해 그는 이 도시의 운하화에 중추적인 역할을 해냈다. 여기서 '중추적'이라는 단어는 매우 적절하다. 왜냐하면, 비르효는 하수도 관련 활동의 정치 측면과 과학적 측면 사이에서 특별한 가교역할을 수행했기 때문이다. 주민들에게 깨끗하고 건강한 환경을 제공해야 할 공동체의 책임과 함께 구체적인 기술 연구에 참여했다는 점에서 그는 이 프로젝트를 의료정치의 실용적 적용으로 보았다. 비르효 자신은 그 위생 개선 활동에서 의사-개혁가라는 명성을 가질 수 있었고 도시를 깨끗하게 하기 위해 다른 도시 엘리트들, 즉 시 의원들, 엔지니어들, 과학자들과 협력했다.

그러나 비르효의 성공은 그의 리더십보다 활동했던 상황에 더

---

in sewage treatment, were among the most fervent admirers of Berlin's system.
119. Isidor Kastan, *Berlin wie es war* (Berlin: Rudolf Mosse, 1919), 19. See also Pollard, *Corporation of Berlin*, 34: "시 위생에 가져온 자애로운 변화들에 대하여 비르효 교수만큼 공적 찬사에 적합한 인물은 없다. 그는 세계의 노동자들 중에서 가장 근면한 사람들 중 한 명이다."

영향을 받았다. 자유주의적 사회과학의 논리에 따라 그는 베를린 지방정부라는 국가state에 의존했다. 시 정부에 대한 그의 지속적인 의존은 무엇보다 (그가 그 장면에 들어가기 전부터 그를 위해 준비되어 왔던) 운하화 이야기canalization story 후반부의 그의 등장에서 명백해질 것이다. 그리고 또한 시가 하수도 개혁을 조사하기 위해 그를 고용했다는, 문자 그대로의 의미에서 명백해질 것이다. 가장 중요한 것은 위생적 개혁을 위한 그의 활동이 독일 시 정부가 (이 문제에 대해) 그 정치적 영향력을 행사하려던 시기에 이루어졌다는 것이다. 특히 자유주의자들은 국가라는 무대에서 그들의 열망이 흔들릴 때조차 도시 정치를 지배할 수 있었다.[120] 1808년 소위 '슈타인Stein 개혁'[121]에 의해 합법적으로 봉인되었던 지방자치제의 전통에 이끌려, 다양한 색깔을 가진 자유주의자들은 도시로 피난했다.[122] 그러므로 도시 자유주의는 다양한 정치적 의견의 색채를 수용하는 콘

---

120. James J Sheehan, 'Liberalism and the City in Nineteenth-Century Germany', *Past and Present* 51(1971):116-23

121. 나폴레옹 보나파르트의 독일 정복 이후, 하인리히 프리드리히 슈타인Heinrich Friedrich Karl Reichsfreiherr vom und zum Stein이 주도하여 진행된 개혁을 말한다. 슈타인과 개혁가들이 추진한 개혁은 자유주의적 성격을 가지고 있었으나, 그들의 위로부터의 개혁은 기득권 계층의 반발과 반동적인 국제적인 분위기로 인해 원래의 취지를 훼손하고 오히려 구체제를 더욱 강화시키는 결과를 초래하였다.(역자 주)

122. 슈타인 개혁은 대부분의 프로이센 도시들에게 선출된 대표 시의원을 통한 자치정부의 권리들을 제한했다; 정부는 그러나 시장이 이끄는 행정담당 의원들administrative councillors을 선출했고 실제 마을 정부town government에 자문해주었다. 개혁들은 나폴레옹 시기에 실행되었고, 이는 프로이센이 자치정부의 지방 기관들의 필요성을 인지했던 때이다. 슈타인은 이러한 기관들이 그들에게 법적 자격legal form를 줄 뿐 아니라 그 심화된 발전을 독려했다는 점 또한 강조되어야 했다. 자치정부는 사실 중세시기 이래로 독일에 존재해왔다. 베를린은 왕의 도시로서Residenzstadt 이러한 중세적 전통을 누리지 않았고, 따라서 슈타인의 개혁들로부터 훨씬 더 많은 것을 취했다. See Heinrich Heffter, *Die deutsche Selbstverwaltung* (Stuttgart: K.F. Koehler, 1950), 92-6; and Sheehan, 'Liberalism and the City', 118

도미니엄condominium이 되었으며 거기에서 비르효는 중요한 역할을 기쁘게 수용했지만, (이 장에서 다루게 될 내용처럼) 다양한 운동의 열망들을 하나로 일치시키기 위해 그의 정치적 입장을 이에 맞게 수정해야 했다. 시민 지도자들은 합리적 지방정부라는 자유주의적 이상을 지지했는데, 이로써 그들 도시의 자치권이 후진적이고 열등한 프로이센 주에서 진보의 등대가 되었다고 주장할 수 있게 되었다. 비르효와 다른 위생개혁가들이 싸워온 운하화 운동은 '기술적 영역에서는 보기 드문 맹렬함'으로 특징되며,[123] 표면상으로는 비정치적인 사업에 정치적 의미를 부여하였다. 도시 자유주의자들은 그들 정부가 더 좋은 정부임을 증명하고 그들의 도시들과 정치철학 모두가 존경을 받으려고 노력했다.

이러한 의도를 충족시키기 위해, 자유주의자들은 도시 미화와 개발계획을 통해 그들의 도시를 개선하려 했지만, 자유 도시 정부의 중대한 과제는 경제와 인구 성장을 다루는 데 있었다.[124] 도시 생활의 규모와 복잡성의 증가로 인해 사회적 해결책에 대한 요구가 증가하기 시작하면서, 시 정부들은 사실상 주거개혁, 빈자에 대한 구호, 위생 프로젝트들을 진행하지 않을 수 없게 되었다. 위생개혁은 도시 사회개혁가들의 가장 성공적인 성취로 판명되었으며, 프로이센의 가장 큰 도시인 베를린 지역의 개선에서 가장 필요한

---

123. Magistrat, *Gemeinde-Verwaltung*, vol. 2, 129
124. Dieter Langewiesche, *Liberalismus in Deutschland* (Frankfurt: Suhrkamp, 1988), 202-3; Brian Ladd, *Urban Planning and Civic Order in Germany, 1860-1914* (Cambridge: Harvard University Press, 1990), 7-35

일이었다. 1822년과 1871년 사이 베를린 인구는 거의 4배 증가하여, 1880년 시 인구는 백만을 넘어서고 있었다. 어떻든 오물을 스프리 강으로 보내는 오래된 체계는 갈수록 참기 어려워졌다. 비르효는 만일 베를린의 액상 인간배출 쓰레기 모두가 그 강에 도달한다면, 104억 평방 센티미터의 양이 매일 수로를 통해 비워져야 할 거라고 했다.[125] 급진적 해결을 촉구하며, 이러한 상황은 도시 자유주의자들, 특히 베를린에 있는 자유주의자들에게 도시를 재건하고 시민적 자부심을 고양시킬 수 있는 엄청난 기회를 제공했다. 운하화는 인구 폭발의 문제를 자유주의 자치정부의 정치적 옹호로 전환하려는 그들의 시도를 보여준다.

그러나 이 과정에서, 전례 없는 규모의 도시문제들이 시 행정가들에게도 동일하게 비상한 대응을 요구했기 때문에 많은 도전이 있었다. 시 정부의 책임은 교육, 공공 사업, 화재 예방, 빈자 구호, 수도 시설 및 하수관 관리 등 그대로 유지되었지만, 이러한 책임들에 대한 접근 방식은 질적으로 달랐다. 위생과 같은 문제들에서 시 정부는 운하화와 같이 전문가의 도움을 필요로 하는 프로젝트들을 설계하고 실행하는데 대규모의 기술자와 과학자의 도움이 필요했다. (하지만) 어떤 사람들은 그러한 지식이 제공하는 프로젝트들의 규모를 볼 때, 기술적, 과학적 지식을 공공정책의 주요 결정요소로 격상시키는 것을 부적절한 믿음의 도약이라고 보았다. 이러한 난

---

125. Rudolf Virchow, 'General Report on the Findings of the Municipal Mixed Committee for the Investigation of Problems Relating to Canalization and Removal of Wastes', *CEPHE*, trans. L. J. Rather (Canton, Mass: Watson Publishing Internation, 1985), vol. 2, 327

관은 극복되어야 했다. 정부 책임 확대의 두 번째 요인은 도시 자
유주의의 사회적 기반들에 도전하는 행정과 관료의 개편이었다.
구체적으로, 정부 확대는 지인이라는 이유로 아마추어적인 자격을
가지고 정부에 참여했던 유명 통치자들의 전통적인 네트워크를 더
큰 도시에 퍼져있는 지배계층으로 확장시켰다. 그와 동시에 보다
전문적인 헌신을 요구하는 외부전문가와 조언자의 고용을 필요로
했다.[126] 시 정부의 사회적 성격은 동일하게 부르주아적인 것으로
남은 반면,[127] 이를 엮어낸 정신은 위험에 처한 듯이 보였다. 시 의
회 바로 위에 위치한 행정위원회인 베를린 시 당국Magistrat[128]은 행
정직의 증가와 정부 기구의 확대가 슈타인 개혁Stein reform에 영감
을 받은 '시민적 공동체 정신'을 더 이상 반영하지 않는 상황을 초
래했다고 말했다.[129] 근대에 필요한 것은 슈타인이 도입했던 자치
정부의 전통을 보존하면서 정부의 책임을 강조하는 시민정신의 재
정의였다.

---

126. Sheehan, 'Liberalism and the City', 120-21; Ladd, *Urban Planning*, 18-20
127. 불공평한 투표 제도에 따라, 1862년 적격 투표자의 22%가 베를린 시의원의 3분의 2를
선출했다. 1876년까지 이 수치는 9.6퍼센트로 떨어졌고, 부유층에 대한 정치적 영향력에서
훨씬 더 큰 차이를 나타냈다(Magistrat, *GemeindeVerwaltung*, vol. 1, 68 and on this trend in
general, Wolfgang Hofmann, 'Preußische Stadtverordneten -versammlungen als Repräsentativ-
Organe', in Jurgen Reulecke (ed.), *Die deutsche Stadt im Industriezeitalter* (Wuppertal: Peter
Hammer, 1978), 49-50
128. 베를린 시 당국(Magistrat)은 시장이 주재하고 약 25명의 의원으로 구성된 베를린 시 정
부에서 가장 높은 집행기관이었다. 모든 시 정부조직과 행정부를 감독하고 시 의회가 통과시
킨 입법안을 승인하는 권한이 있었다(저자 추가제공 정보).
129. 시장이 위원장이 되는 시 당국(Magistrat)은 매일 시정을 운영했고, 시 의회
(*Stadtverordnetenversammlung*)가 통과시킨 법안을 승인할 권리를 가지고 있었다. 중요하
게도 시 당국이 사용한 용어는 좀 더 사회적인 성격을 가지는 '*bürgerlicher Gemeinsinn*'이
었다. 여기서 '*bürgerlich*'는 '시민' 또는 '부르주아'를 의미하는 것일 수 있었다. (Magistrat,
Gemeinde-Verwaltung, vol. 1, 16-17. 인용)

　도시 성장과 시 정부의 양적, 질적 확대에 의해 제기된 도전은 베를린에서 끝나지 않았다. 수도로서 베를린은 프로이센과 지방정부라는 두 개의 정부에 속해 있었는데, 두 정부 모두 하수 문제의 해결에 광범위한 영향력을 행사했다. 시 당국은 베를린 행정에서 왕과 그의 정부의 간섭이 충분한 능력을 갖춘 자치정부의 성장을 저해한다고 주장했다. 시 당국에 따르면 1840년대에 이르러서야 도시는 자신을 '단지 왕의 거소가 아닌, 시민의 재산으로"'보기 시작했다.[130] 베를린 자치정부의 상대적 미성숙을 감안할 때, 여러 프로이센 정부 부처와 자치정부 사이의 관할권 분쟁은 도시의 운하화 역사에도 결정적인 영향을 미쳤다. 따라서 도시 자유주의자들은 베를린의 하수체계 건설에서 세 가지 도전에 직면했다. 위생은 의료정치의 필수적인 부분이고 국가 책임이라는 비르효의 주장에 대한 정치적 지지를 강화시키는 것 외에도, 운하화의 지지자들은 질적으로 유례없는 위생 문제에 대해 기술적이며 과학적이고 행정적으로 실현 가능한 해결책을 제공해야 했을 뿐만 아니라, 그것이 자신들의 프로젝트임을 주장해야 했다. 베를린 시 정부가 이러한 도전들을 정치적 기회로 활용하고자 했던 시도에 대해서는 다음에서 자세히 다뤄질 것이다.

---

130. Magistrat, *Gemeinde-Verwaltung*, vol. 1, vii-viii

주 정부와 지방정부의 효과 없는 해법들
Ineffective solutions from state and local governments

베를린의 하수 문제 해결을 위해 취해진 첫 번째 조치는 시 정부가 아닌 프로이센 정부로부터 나왔다. 1842년 정부는 아우구스트 크렐August Crelle과 조셉 바이어Joseph Baeyer와 같은 전문가들에게 수도 베를린을 청소할 수 있는 방법들에 대한 의견을 구했으나 이러한 시도들은 거의 실용적 결과를 내지 못했다. 그들은 정기적으로 길거리 도랑을 닦고 청소하는 것의 필요성을 되풀이해 말할 뿐이었다. 이 무렵 새로 즉위한 왕 프레데릭 윌리엄 4세Frederick William IV는 하수 오물 문제에 개인적 관심을 표명했으며 1852년, (당시 샘과 우물에 전적으로 의존하고 있던) 베를린을 위한 종합적인 급수 체계를 건설하자고 제안한 두 명의 영국 사업가 찰스 폭스Charles Fox와 토마스 크램튼Thomas Crampton과 협상을 시작했다. 이 체계는 도시의 증가하는 식수에 대한 필요를 만족시킬 수 있는 것이었지만 그 주된 목적은 시궁창의 체계적이고 철저한 청소를 허용하는 것이었다.[131] 곧 왕은 협상의 책임을 경찰국the police department에 넘기기로 결정하였는데, 이 결정이 중요한 것은 그것이 프로이센 주 정부의 조직이었기 때문이다. 가스와 전등 개선과 관련한 비용 문제에서 최근 크게 타협한 바 있기에, 주 정부는 수도 시설의

---

131. Magistrat, *Gemeinde-Verwaltung*, vol. 2, 110-11. 수레와 구덩이를 이용한 인간 쓰레기 제거 체계에 대한 개혁 아이디어는 아직 쟁점이 되지 않았다. On Crelle and Baeyer, see Simson, *Kanalisation und Städtehygiene*, 92-6; Langbein, 'Werdegang', 20-23

재정 확보에 시를 참여시키려 했지만, 시는 그 제안을 거절했다.[132] 따라서 1852년 시의 협력 없이, 힌클데이Hinckeldey 경찰국장은 폭스와 크램튼이 운영하는 영국 워터웍스사the English Waterworks Company와 계약을 마무리했고 재원은 시의 도움 없이 민간 유한 책임회사limited-liability corporation를 통해 자금을 조달했다. 상수도 시설은 1856년에 작동을 시작했다.

상수도 시설은 하수 오물 문제를 해결하지 못했다. 그 계약서에 따라, 영국 회사는 전 도시를 청소하는 충분한 물을 제공하는 것을 거부했다. 회사와의 계약을 우회해서 더 많은 물을 공급하도록 강제하려는 힌클데이와 그 후임자 폰 베르누스von Bernuth의 고압적이고 관료적인 시도는 효과가 없는 것으로 판명났다.[133] 상수가 잘 공급되는 도시에서도, 추가적인 물의 사용은 베를린에서 생산되는 오수의 양을 증가시켰다. 이러한 결함들에 대응하기 위해, 주 정부가 다시 개입했다.[134] 1860년에 프로이센의 무역, 상업과 공공사업부 장관 폰 데어 하이트von der Heydt는 에두아르 위이베 Eduard Wiebe에게 런던, 파리, 쾰른, 함부르크와 같은 도시들을 대상으로 그들의 하수 체계를 연구하여 베를린을 위한 보다 포괄적인 해법들을 제안하도록 하였다. 1861년에 발행된 위이베의 제안서는 대략 이후 10년간 운하화에 대한 정치적 논쟁을 규정했다. 간단히 말하자면, 제안서는 똥통과 수레를 폐기하고, 길가 하수도 체

132. Magistrat, *Gemeinde-Verwaltung*, vol. 2, 112
133. Ibid., 119-20
134. Ibid., 127

계를 화장실로부터 나오는 인간배설물과 거리의 오물로부터 나오는 유출수 모두를 모으는 (향후 건설될) 지하 하수관 망으로 대체할 것을 권고했다. 이렇게 다양한 물은 시의 북서쪽, 샬로튼부르크Charlottenburg와 스판다우Spandau 사이의 어느 지점에서 모아진 후, 그곳에서 강으로 버리는 것이었다. 22년에 걸쳐 건설될 운하 체계는 건설에 1,300만 마르크와 가동비로 연간 약 9만 마르크의 비용이 들었다.[135]

위이베(Wiebe) 보고서의 주된 정치적 영향은 다양한 이해관계가 자리 잡을 수 있는 토론의 장을 만들었다는 것이다. 위이베의 계획에 대한 가장 격렬한 반대자들은 대형 농업 종사자들이었는데, 그들은 현재의 오물 제거 체계를 통해 자신의 사유 농지에 비료로 사용되는 인간 분뇨를 싸게 확보하고 있었기 때문이다.[136] 이러한 하수도에 있는 길거리 유출수를 이용하여 이 오물을 희석시킨 다음, 이 모든 쓰레기를 스프리 강에 버릴 경우, 농가들은 이 자원을 빼앗기게 될 것이기 때문이다. 1862년에 유명 농화학자agricultural chemist 폰 리비히Justus von Liebig는 이러한 관점 뒤에 있는 과학적 근거에 대해 설명했다. 리비히는 비료로서 인간 분뇨의 유익함과 실로 타의 추종을 불허하는 품질을 주장했을 뿐만 아니라, 이 자원을 소홀히 한 결과를 예감하듯 경고했다. 본질적으로 리비히

---

135. Eduard Wiebe, *Über die Reinigung und Entwässerung Berlins* (Berlin: Ernst and Korn, 1861), vol. 1, 33, 57, 145, 210-17; vol. 2, 136, 182
136. 농토의 소유자들은 사실 이 시기에 인간의 오물로부터 비료를 얻는 것 대신 하수 수집을 중심으로 설계된 새로운 오물 운반 수레 체계를 만들 것을 주장했다. 하수도 개혁에 대한 이러한 관심은 사실 농가들이 실제보다 덜 사심이 있는 것처럼 보이게 했다.

는 농업을 국가 경제의 근간으로 보았으며, 만일 독일이 이 지역에서 이 자원을 활용하지 못한다면, 이는 변화하는 세계의 정세 속에서 계속 끌려다니게 될 것이라고 주장했다. 자신의 생각이 아담 스미스Adam Smith의 과거 주장과 맥을 같이 하는 것이라고 주장하면서, 리비히는 농화학에 대한 그의 조사를 농업 중심 철학의 결정요인들로 제시함으로써 정치경제를 좀 더 과학적 방향으로 이끌고자 애썼다.[137] 1872년에 리비히는 인간의 오물은 '모든 설명을 넘어서는' 가치를 지니기 때문에, 베를린 운하건설은 가장 높은 단계의 '재앙calamity'을 대변하게 될 것이라고 선언했다.[138]

위이베Wiebe 프로젝트에 반대하는 다른 집단은 농촌의 관심사가 아니라 도시의 관심사를 대변했는데, 체계에 내재된 기술의 복잡성들과 의문시되는 공중보건학적 편익을 이유로 반대했다. 우선, 모든 오수를 베를린 북서쪽 한 지점으로 모으는 것은 도시의 남동쪽 구역에서 물을 제거하는 데 큰 어려움을 초래한다는 것이다. 도시가 방사상으로 확장할 때, 오물 수집지점은 좀 더 아래쪽으로 이동되어야하고, 하수망은 남동쪽으로 더 멀리에 있는 어느 지점으로 확장되어야 한다고 했다. 더욱이 영국 수도사업 회사가 물 제공을 늘리도록 하는 것이 가능해진다면, 관을 따라 흐르는 오물은 유해하지 않을 정도로 충분히 희석되지 못할 수도 있었다. 따

137. Justus von Liebig, *Die Chemie in ihrer Anwendung auf Agricultur und Physiologie* (Braunschweig: Friedrich Vieweg, 1865), vol. 1, 134-56
138. Virchow papers 2598 #34, Liebig quoted in the *National-Zeitung*, zweites Beiblatt, 19 Nov. 1872

라서 이런 물을 스프리 강으로 방류하는 것은 강 하류의 주민들뿐
만 아니라 베를린 주민들 자신에게도 위험할 가능성이 있었다. 매
우 느리게 흐르는 스프리 강은 하수도로 유입된 대량의 오물을 신
속히 운반하기에는 부적합했고, 그래서 오염의 일부가 베를린 근
처 남아 있을 수 있었다.[139]

　위이베 계획은 '운하화인가 수레를 이용한 제거인가?'라는 문
제에 대한 논쟁을 구체화했지만, 정치적 교착상태를 연장시켰다.
1860년대 초, 그 논쟁은 아직 대중적 성격을 띠지 않았고, 대체로
정부 관련 사람들 내에서만 국한되어 논의가 이루어졌다. 프로이
센 정부의 다양한 세력들은 각기 다른 입장을 취했다. 1862년 왕
실기술건설위원회the Royal Technical Construction Committee는 위이
베에 대해 지지를 표명했으며, 1868년에 '위생 문제들에 대한 사법
적 이해를 옹호하는 데' 관심을 표명했다. 농림부는 명확한 이유로
위이베에 반대했다.[140] 1861년 하수도 개선을 위한 조사를 위해 위
원회를 임명한 베를린 시 의회는 이 문제에 대한 첫 번째 구체적인
계획을 표방하는 데 있어 의견이 분분하고 우유부단한 모습을 보
였다. 시 엔지니어인 스팟Spott은 위이베 프로젝트의 잠재적 비용

139. 'Kritische Besprechungen', *DVföG* 3 (1871): 297-9; Virchow papers 2598 #34 *National-Zeitung* 19 Nov. 1872; *Reinigung und Entwässerung Berlins. Einleitende Verbandlungen und Berichte über mehrere auf Veranlassung des Magistrats der Königlichen Haupt- und Residenzstadt Berlin angestellte Versuche und Untersuchungen* (Berlin: August Hirschwald, 1870), 15-18, 30-3 1, 34-5, 37-46, 114-15 and *passim*. 굳이 서술에 포함시킬 필요가 없는 많은 다른 기술적 문제들이 논의되었다.

140. C Skrzeczka, *Generalbericht über das Medizinal- und Sanitätswesen der Stadt Berlin* (Berlin: AW Hahns, 1882), 83, 86 (includes quotation); Langbein, 'Werdegang', 28

초과와 기술적 복잡성에 대해 우려했고, 소워스Thorwirth와 함께 하며 스프리 강의 오염 가능성과 리비히가 지적했던 농업적 기회 비용을 강조했다. 한편, 위이베와 함께 사실 확인 미션을 수행했던 엔지니어 바이트마이어Veitmeyer는 '운하화의 필요성'을 '우리 시대의 문제'로 간주했던 위원회 위원 본 운러von Unruh와 마찬가지로, 위이베의 운하화 프로젝트를 지지했다.[141]

1866년까지 5년간 문제를 질질 끄는 시 위원회에 싫증이 난 베를린 시 당국은 시 의회에 운하의 타당성에 대한 의견을 제시해 줄 것을 요청하면서, 그 주도권을 잡기로 결심했고, '원칙적으로' 위이베의 계획에 찬성했다. 11월 17일에 시 의회는 위이베 계획의 적절성에 대한 판단을 하기에는 기술적 정보가 부족하고 먼저 답해야 할 질문들이 많다고 하면서 최종 권고를 거부했다.[142] 시 의회가 우유부단한 모습을 보인 데에는 위이베의 계획에 대한 이해관계자 집단들이 아직 성숙하지 못했다는 사실을 반영한 것이었는데, 즉 시민적 성향의 위생개혁 지지자들이 사리사욕에 가득 찬 부농들과 같은 편에 서는 한 진정한 이해관계에 대한 평가는 이루어질 수 없었다. 시 의회는 적절한 정보의 부족을 시정하고 새로운 제안서를

---

141. 'Einleitende Verhandlungen', *Reinigung und Entwässerung Berlins*, 14-17, 28-9, 30 (commission sittings from 1862-5) on Spott, Thorwirth, Veitmeyer, von Unruh (who was also a prominent liberal parliamentarian), and others. Also see Petra Tiarks-Jungk, 'Rudolf Virchows Beiträge zur öffentlichen Gesundheitspflege in Berlin' (Med. Diss., University of Gießen, 1984), 96-7

142. 'Vorlage des Magistrats vom 15 Mai 1866' and 'Bericht der Referenten der Stadtverordneten-Versammlung vom 17 November 1866', *Reinigung und Entwässerung Berlins*, 88-108 and 108-18, respectively. 비르효 자신도 의회의 질문들 목록에 서명했다.

작성하기 위한 시도로 1867년 2월, 과학적 조사를 할 수 있도록 권한을 부여한 새로운 위원회를 만드는 것으로 이 문제에 대응했다. 그 후 5년 동안 의회는 경비로 약 12만 마르크의 예산을 승인했다.[143]

비르효의 실용적 의료정치 시도
Virchow's bid for a practical medical politics

비르효는 위원회의 의장으로 선출되었고 그의 활동은 보다 정교한 운하 계획을 위한 과학적 토대를 제공했으며, 그에게 의료정치의 적용으로서 위생개혁을 추진할 수 있는 발판을 제공해 주었다. 그가 이전에 프로이센 장관 폰 데어 하이트von der Heydt(1865년)[144]로부터 별도 위원회의 수장으로 임명되었던 사실은 운하화를 위한 실제적 해법들을 찾겠다는 시의 새로운 약속이 단순히 성화torch를 주 정부에서 지방정부로 이양한 것이 아니라는 것을 보여준다. 그럼에도 불구하고, 비르효는 시 위원회의 후원하에 그의 가장 중요하고도 상세한 과학적 연구들을 수행했다.

최초의 과학적 필수 사항 중 하나는 베를린 지하수의 상태를 평가하는 것이었다. 1854년 바이에른의 과학자 막스 폰 페텐코퍼Max von Pettenkofer가 그의 영향력 있는 지하수 이론을 처음으로 정초

143. *Reinigung und Entwässerung Berlins*, 123-31
144. Virchow, 'Expert Opinion on the Most Effective Method for Disposing of Human Wastes in Berlin', *CEPHE*, vol. 2, 193

한 이래, 그 사안은 독일 공중보건계에서 핵심적인 중요성을 가지게 되었다.[145] 이 이론에 따르면, 지하수의 수위가 낮아지면, 콜레라와 같은 감염성 질병들이 만연할 수 있는 습한 토양층을 남기게 된다는 것이다. 페텐코퍼가 가장 감염성이 강한 것으로 간주한 것은 절반은 기화되고 절반은 습기가 차 있는 토양이었다.[146] 운하 문제와 관련 이 이론은 두 가지 의미를 가지고 있었다. 첫째, 비르효의 위원회는 운하화가 초과 수량의 물을 흘려보냄으로써 지하수의 위험한 변동을 완화시킬 수 있는지 여부를 결정해야 했다. 둘째로, 만일 그렇지 않다면, 반대 질문이 제기된다. 즉 운하 파이프로부터 새어 나오는 것이 유해한 인간 배설물을 포함하여 실제로 토지를 오염시킬 수 있을까 하는 것이다. 첫 번째 문제와 관련하여, 베를린 시골 지역은 극도로 평평하여 토지의 자연 경사도에 의존할 수 없었다. 따라서 배수가 적절히 이루어지기 위해서는 인공 경사를 따라 파이프를 배치해야 했다. 이는 이론적으로 깊게 묻힌 하수관이 얕게 묻힌 관으로부터 물을 모으는 역할을 할 수 있음을 의미한다. 이렇게 얕은 파이프 관들은 적절한 건축자재를 선택하여 지하수가 스며 들어가도록 만들 수 있었다. 파이프를 둘러싼 단단한 흙 뭉치와 공기의 존재로 인해 밀도가 낮아진 하수관 사이의 압력 차

---

145. On Pettenkofer and his ideas see Evans, *Death in Hamburg*, 237-43

146. Virchow, 'Canalization or Removal?', *CEPHE*, vol. 2, 150ff. for Virchow's restatement and critique of Pettenkofer's groundwater theory. 비르효는 한때 페텐코퍼와 과학적 논쟁을 벌였지만, 이 논쟁은 주로 기술적 문제에 초점을 맞추고 있었으며, 페텐코퍼 이론의 전반에 걸친 것은 아니었다. 비르효는 또한 페텐코퍼의 독단주의에 반대했고 과학에 대한 보다 다원적인 접근을 주장했다.(다음 참조)

는 지하수가 파이프로 흘러 들어가도록 만들었다. 이러한 결론은 페텐코퍼 이론이 제기한 두 가지 문제를 모두 잠재웠다.[147] 베를린 지하수 상태에 대한 더 나아간 논리적 귀결 중 하나는 비르효 위원회가 만든 일반 보고서에서 밝히지 않았지만, 베를린에서 제안된 운하화 계획에 실질적인 영향을 미쳤다. 즉, 위이베의 제안은 극도로 긴 하수관들의 망에 의존했고 이로 인해 적절한 인공 경사도를 제공하기 위해 깊고 얕은 파이프 체계를 설계하는 것은 매우 어려운 것이었다. 이러한 장애는 마지막 운하화 계획에서 극복되어야 했다.

운하화 문제와 관련하여 건강에 유해를 야기할 수 있는 것 중 하나인 지하수 문제에 대한 토론에서 비르효는 혐의가 있는 영향 요인 중 하나로 이슈를 전환했다. 이것은 시 위생의 결함으로 인한 사망률 문제였고, 하수도의 부족함과 관련된 것이었다.[148] 약 35만 명에 달하는 베를린에서의 사망에 대한 통계 분석을 통해, 비르효와 그의 위원회는 1854년과 1858년 사이 그리고 1864년과 1868년 사이 일반 사망률이 82%까지 증가했다고 결론지었다. 게다가 그는 여름에 발생한 사망률의 상승에 주목했는데, 이 역시 우연히 지하수의 수위 증가와 일치했다. (그는 페테코퍼의 이론이 여기에서 어떻게 연관되어 있는지 말하지 않았지만) 인과적 요인이 무엇이든 비르효에겐 '수위가 사망률에 영향을 미친다는 사실보다 더 확실한 것은 없

---

147. Virchow, 'General Report', 286-98
148. Ibid., 301-20

다'는 점이 분명해 보였다.[149] 조사가 더욱 진행되면서, 그는 여름
철 사망률이 급격히 증가하는 것은 전적으로 유아들의 조기 사망
때문이라고 결론지었다. 다른 연령 범주에서 사망률은 실제로 여
름에 감소했다. 여름에 출산율이 실제로 감소했고, 그가 다른 대안
적 설명을 무시하고 있는 상황에서, 비르효는 공기 물, 영양의 결
핍과 같이 '예방 가능한 조건들'이 영아사망률의 증가에 책임이 있
다는 결론을 피할 수 없었으며 따라서 공중보건이 답일 수밖에 없
었다. 전문성이 부족한 독자들이 자신의 요점을 이해하도록, 그는
영국의 유아사망률 감소가 광범위한 위생과 하수 프로젝트의 도입
과 연관이 있다는 증거를 인용했다.[150] 이러한 과학적 발견은 베를
린의 운하화 옹호자들에게 힘을 실어 주었다.

그러나 비르효는 아직 운하화를 기정사실로 여기지 않았다. 그
는 자신의 과학적 연구의 적절한 목표는 공공정책과정에서 정보를
제공하는 것이지 이를 지시하는 것이 아니라고 지속적으로 강조했
다. 일반적 원칙으로, 비르효는 페텐코퍼의 지하수 이론과 같은 어
떤 위생결핍의 단일 원인론적 설명monocausal account도 완벽하지
않은 채 수용하는 것을 거부했고 대신 좀 더 유연하고 경험적인 접
근을 옹호했다. 특히 대도시의 경우, 건강에 영향을 미치는 요인들
은 너무나 복잡하여 어떤 특정한 설명을 채택하는 것은 과학적 객

---

149. Ibid., 304
150. Ibid., 236-46. 비르효는 그의 독자들에게 "운하를 지지하는 사망률 데이터를 신중하게
사용하라"고 충고했지만, 그럼에도 불구하고 그는 "정확히 영아사망률이 (영국에서) 가장 높
았던 곳에서는 위생학적 조치에 영향을 받은 후에 가장 큰 감소가 일어났다"고 결론지었다.

관성에 대한 모욕이라고 여겼다.[151] 이와 관련하여, 베를린의 위생 문제에 대한 비르효의 과학적 태도는 상부 실레시아에서 그가 질병의 사회적 결정요인을 강조하면서도 기후와 생물학 또한 발진티푸스의 유행에 영향을 미쳤다고 주장한 접근 방식과 유사했다.

이러한 믿음의 구체적 적용은 운하화인가 오물 제거인가 하는 이분법을 거부하는 것으로 나타났다. 위이베의 계획 이래 하수 개혁에 대한 논쟁은 이슈의 중심이 되어왔다. 즉 쓰레기 중 특히 인간의 오물을 계속해서 개량되고 체계화된 수레를 통해 제거하는 방식으로 처분되어야 하는가 아니면 이 문제를 해결하기 위해 하수도를 건설해야 하는가? 비르효가 이러한 환원주의적 접근에 반대한 데에는 몇 가지 이유가 있었다. 그 하나로 하수체계의 선택은 전적으로 문제가 있는 도시, 혹은 도시의 특별한 조건들에 달려 있었다.[152] 그는 일반적으로 운하화가 도시cities에 적합하고 오물 제거는 소도시towns에는 적합하다고 주장했지만, 베를린의 경우에는 다른 요소들, 즉 자연 경사의 부재 등 다른 요인들로 인해 모든 상황들에 대해 세부적인 고려를 할 수밖에 없다고 설명했다. 그러나 마찬가지로 주목할 만한 것은 만일 운하화가 베를린에 적합하다 하더라도, 이러한 체계를 건설하는 데 소요되는 시간이 길어진다는 것은, 질서정연한 (그리고 개선된) 오물 제거가 그 기간 동안 이루어져야 한다는 것을 의미했다. 따라서 "오물 제거 없이 문제를 해

---

151. Virchow, 'Expert Opinion', 197-8
152. Virchow, 'Canalization or Removal?', 221

결할 수 있는 운하화 방식은 없었다."¹⁵³ 운하화를 오물 제거 방식의 반대로 상정함으로서 문제를 단순화하는 것은, 비르효의 이해에 따르면, 과학적 논쟁의 장애물일 뿐이었다.

비르효의 과학적 유연성에 대한 확신은 위생개혁에 대한 적극적인 대중 담론을 촉진하려는 욕구를 불러일으켰다. 민주적 정치과정에 대한 그의 옹호와 과학적 논쟁에 대한 그의 신념은 사실 자유와 다원성에 대한 일관된 헌신을 반영했다. 그는 농업 대 공중보건, 납세자 대 정부, 세대주 대 경찰 등 정치적 이해관계에서 각각의 갈등은 적용 가능한 '판단 기준'을 가지고 있으며 따라서 하수도 개혁 역시 그러한 여지가 있다고 언급했다. 비르효는 분쟁 해결의 민주적 과정에 변증법적 관점을 적용하면서 그러한 기준이 궁극적으로 대중의 의지를 드러낼 뿐 아니라 당대의 과학적 신념들 중 순위를 매길 수 있는 '화해적 관점'을 궁극적으로 만들어 낼 것이라고 주장했다.¹⁵⁴ 1868년에 이런 글을 쓰면서 비르효는 다가올 시위 활동을 운하 문제의 민주적 해결을 위한 기회로 보았다. 이 무렵 위이베의 계획에 대한 논의는 순전히 정부 밖으로 이동했으며 대중과 지방 언론이 다투어 다루기 시작했다. 1868년까지의 정치 활동을 조사하면서, 비르효는 시민들을 하수도 체계 개혁에서 배제시키려는 움직임을 '기술적이고 지능적으로 정리된 사실 발표들' 속에서 보았다. 농업·재정적 관점에서 운하화에 반대한 '농업

153. Virchow, 'General Report', 270
154. Virchow, 'Expert Opinion', 214-15

화학자'와 '정치경제학자'를 언급하면서, 비르효는 오물 제거 방식과 운하화 사이의 잘못된 이분법을 경제적 신중성과 잘못된 개혁주의 간의 투쟁 구도로 만들어 정치적 이익을 얻으려는 자들을 비판했다.[155]

따라서 보다 이성적인 담론의 필요성을 확신한 비르효는 위이베 계획을 반대하는 사람들이 제기하는 것들에 대한 자신의 '판단기준'을 서둘러 추가했다. 1848-1849년 의료정치에 대한 그의 자유주의적 개념에 대한 논의 때부터, 과학과 정치에서 대화의 문을 열어 놓겠다는 그의 약속이 자신이 취할 확고한 입장과 양립할 수 있다고 여긴 것이 확실하다. 여기서 비르효는 공공정책에서 과학적 권고가 압도적이거나 독재적인 것이 아니라 자비롭고 지도적인 역할을 해야 한다는 그의 신념을 적용했을 뿐이다. 비르효의 첫 번째 목표는 대중들에게 하수도 개혁에 가려진 긴급한 건강 관련 고려 사항들을 일깨우는 것이었다. 그는 대부분 대중의 태도를 '무관심하고' '운명론적'이라고 묘사하며, (대중들이) 위생개혁을 통해 콜레라와 발진티푸스로 인한 문제들을 완화시킬 수 있을 것이라고 믿지 않는다고 하였다.[156] 비르효는 영아사망률과 지하수에 대한 그의 조사가 효과적이고 실질적인 개입을 위한 분명한 지점을 제공한다고 여겼기 때문에 이러한 (대중들의) 무관심한 태도에 전혀 동의하지 않았다. 따라서 특별히 비르효는 위이베 계획을 확정하

---

155. Ibid., 215
156. Virchow, 'Expert Opinion', 215

지 않더라도, '체계적인 운하화를 통해서만 재정적으로나 위생적으로 이를 잘 해낼 수 있기 때문에' 좋은 하수도가 필요하다고 주장했다.[157] 이러한 표현은 자유로운 이해관계의 상호작용 속에서도 공중보건이 덜 중요한 문제도 간주되어서는 안된다는 그의 믿음을 잘 보여준다. 종종 그는 건강이 공공정책에서 '절대적으로 결정적인 요소'가 되어야 하면, '어떤 재정적 결과가 나오든, 공중보건상 필요할 때에는 반드시 이를 감수해야 한다'고 쓰면서, 순수하게 윤리적인 근거에 따라 이러한 믿음을 옹호했다.[158] 그러나 그는 인간 생명의 본질적 가치에 대해서는 관심이 적은 도시 위생 개혁가들에게 호소력을 가질 수 있는 보다 보수적인 근거를 개발했다. 즉 그는 윤리적 정당성에 경제적 정당성을 추가했다. 그는 정치적 정당성의 위계적 순위에서 '농업적 이해보다 반드시 지방 경제발전 municipal economic development을 우선에 두어야 한다고 말하면서, "국가와 마을은 인간과 그들의 일을 통해서만 그 가치를 획득하므로 지역발전은 공중보건에 달려 있다. 인명보다 더 큰 손실이 있겠는가?"[159] 라고 말했다. 이러한 계산된 호소는 프로이센과 지역 위원회에 그의 활동의 폭넓은 가치를 강조함으로써 실용적인 의료정치의 생존 가능성을 입증하기 위해 설계된 것이었다. 그의 과학적 발견과 자유주의적 원리들에 힘입어 비르효는 정부가 주민들의 건강을 증진시키는 데 적용할 수 있는 위생개혁의 처방들을 제시하

---

157. Ibid., 218. Emphasis in the original
158. Virchow, 'Expert Opinion', 196; *idem*, 'General Report', 271-2
159. Virchow, 'General Report', 271-2; *idem*, 'Expert Opinion', 215

는데 이르게 되었다.

호브레흐트Hobrecht의 계획과 시위운동
Hobrecht's plan and the agitation campaign

비르효의 과학적 연구들의 깊이에도 불구하고,[160] 1872년 말까지만 해도 논의의 탁자 위에 올려진 운하 계획은 위이베의 것이 유일했다. 그러나 1869년에 비르효의 시 위원회는 위이베가 내놓을 수 있었던 것보다 좀 더 실현 가능한 안을 시 의회에 제안하기 위한 조치를 취했다. 그해 3월 11일, 위원회는 대안을 제시하기 위해 엔지니어 제임스 호브레흐트James Hobrecht를 고용했다.[161] 호브레흐트는 단순한 엔지니어를 넘어서 비르효와 같은 지향을 가지는 도시 자유주의 개혁가였다. 그는 1861년 베를린의 도시개발을 감독했고 슈테틴Stettin 도시의 운하체계를 설계했다.[162] 게다가, 호브레흐트는 도시 자유주의의 '새로운 사람new man'의 체현임과 동시에 유명한 오래된 체계와의 연계를 유지했다. 시 의회의 기

---

160. 그의 위원회는 극도로 자세한 연구결과를 13권의 보고서(추가 부록 3권)로 발간했다. (*Reinigung und Entwässerung Berlins*, vols. 2ff.)

161. Ibid., 133-4

162. Ingrid Thienel in *Neue Deutsche Biographie* (Berlin: Duncker and Humblot, 1953ff.), 280-81. 베를린에 대한 '호브레흐트 계획'은 민간의 발전을 통한 보다 자유로운 성장 대신 '절대주의 계획'에 의존한다는 비판을 많이 받았으나, 도시 계획에 대한 호브레흐트의 통계/개입주의적 개념과 위생개혁에 대한 태도(아래 참조)는 지면상의 이유로 여기에서는 구체적으로 지적하고 분석하지 않았다. 다음을 참조할 것. Ladd, *Urban Planning*, 80-83; Simson, *Kanalisation und Städtehygiene*, 117-76; Jutta Lubowitzki, *Der Hobrechtplan. Probleme der Berliner Stadtentwicklung* (Berlin, 1990)

술 전문가로 고용된 호브레흐트는 도시 정치 전문화의 한 연구사
례가 될 정도이지만, 그의 형인 아서Arthur가 1874년에 시장을 했
다는 사실에서 보듯이, 그의 가족관계와 같은 개인적인 연고가 여
전히 중요한 역할을 했다는 것을 보여준다. 호브레흐트는 결국 베
를린에서 시행된 계획의 입안자이자 후에 그 공사 감독으로서 비
르효와 함께 운하화 활동을 진행했다. 위생개혁에서 정부 역할에
대한 그들의 개념은 달랐지만, 호브레흐트의 좀 더 보수적인 정치
철학은 도시 자유주의가 경직된 이념이 아니라 다수의 의견을 수
용하고 지지하는 포용적 정치 집합소였음을 보여준다. 구체적으
로 호브레흐트는 비르효보다 국가를 이상화하는 경향이 있었다(또
는 적어도 국가의 한계를 두는 경향이 적었다). 그는 좋은 건강상태를 '국가
에 대한 사랑과 충성'의 '결과물이라 여겼고, 그가 '이상적인 서비
스 제공을 고수하는 공동체'인 국가에 대한 헌신과 사회의 정신적
고양을 통해 신체적 건강을 이룰 수 있다고 여겼다. 따라서 이러한
이상을 보호하기 위해 하수도 개혁과 같은 사업을 통해 구성원들
의 건강을 돌보는 것을 공동체의 의무라 보았다.[163]

　때때로 그러한 추상적 사색에 빠지기도 했지만, 호브레흐트는
베를린을 위해 대단히 실용적인 운하 계획을 발전시켰다.[164] 위이
베를 넘어서는 그의 결정적인 통찰과 개선점은 도시를 파이 조각

163. James Hobrecht, *Ueber öffentliche Gesundheitspflege und die Bildung eines Central-Amts für öffentliche Gesundheitspflege im Staate* (Stettin, 1868), quoted in Simson, *Kanalisation und Städtehygiene*, 117-18
164. Hobrecht, *Die Canalisation von Berlin* (Berlin: Ernst & Korn, 1884), 4-55

처럼 몇 개의 방사형 구역으로 나누고 이들 구역에 서비스를 제공하는 운하체계를 서로 완전히 독립적인 것으로 건설하는 것이었다. 각 하수도 망은 해당 지역의 거리 하수와 인간의 오물을 포함한 모든 하수를 수집하여[165] 도시 외곽의 관개장으로 보내는데, 그곳에서 쓰레기들을 처리한 다음 도시가 구매한 불모지에 뿌리는 것이었다. 이 체계는 오물들의 운반 거리를 대폭 줄이는 장점이 있었다. 왜냐하면 어느 곳도 그 지역의 집결지로부터 그리 멀지 않았기 때문이다. 그리고 이것은 도시를 거의 무한정으로 확장하는 것을 허용했다. 이러한 하수도 망에 더 많은 지점들을 추가할 수 있었고, 필요하다면, 관개장을 도시 밖으로 더 멀리 이전할 수 있었다. 호브레흐트의 제안은 마침내 스프리 강을 어떤 종류의 오염으로부터도 막아내는 역할을 했다. 이러한 장점들은 회의적인 생각을 가졌던 많은 수의 시민들을 대거 물리치고 승리하는 데 성공했지만, 대규모 농장주들을 달랠 수는 없었다. 시가 나중에 일부 소규모 농장주들과 계약을 맺어, 새롭게 만들어진 비옥한 관개장 위에 정원식 재배를 하도록 하였으나, 여전히 쓰레기는 대규모 관개장으로 보내지 못했다.[166]

시 당국은 1871년 8월 1일에 이 계획을 수용해 이듬해 11월 16

---

165. 소위 '미카날리제이션*Mischkanalisation*'이라 불린 제안들은 인간 오물의 수레를 통한 제거와 다른 물을 이용한 운하화라는 다른 체계에 대한 제안들과 경쟁했지만, 호브레흐트의 계획은 두 가지 형태를 종합 운하화 계획에 포함시킬 수 있을 만큼 충분히 실현 가능한 것으로 입증되었다.

166. 'Die Rieselguter', *Die öffentliche Gesundheitspflege der Stadt Berlin* (Berlin: August Hirschwald, 1890), 297-312; Tiarks-Jungk, 'Rudolf Virchows Beiträge', 126-130

일에 시 의회에 상정하며 도시의 중심을 배수시키는 방사형 체계 Radial System Ⅲ의 건설을 지지하였는데, 이는 호브레흐트 체계의 실현 가능성을 시험하는 시범사업과 같은 역할을 하게 된다. 시의 나머지 11개 중 한 개꼴인 이 방사형 체계의 건설 예상 비용은 600만 마르크로, 이것은 위이베 프로젝트의 총 비용의 거의 절반에 불과한 것이었다. 이 프로젝트의 비용 조달에 대한 세부사항은 아직 명확하지 않지만, 아마도 재정은 지방세와 수수료의 증가분에서 충당되었을 것이다.[167] '상황의 긴급성'을 고려하여, 비르효와 그의 시 위원회는 위원회의 일반 보고서가 아직 발행되지 않았음에도 불구하고 호브레흐트의 제안을 승인했다.[168] 이렇게 기술적이고 과학적인 장애물이 제거되면서, 이 프로젝트는 이제 시 의회의 논의 주제가 되었다. 계획의 세부사항이 대중으로 흘러나가기 시작하면서, 비르효가 묘사한 시위운동은 가장 치열한 정점에 이르렀고, 마침내 완전한 공개 토론의 성격을 띠게 되었다. 왜냐하면, 호브레흐트의 기술적으로 성숙한 하수관 체계 제안이 마침내 경쟁적인 이해관계자들 진정시킬 수 있는 가능성을 제공했기 때문이다. 비르효가 바랐던 대로 정치적 논의는 점차 도시의 이익을 중심으로 돌아가기 시작했고, 마침내 다른 우려들이 뒤편으로 사라지기 시작했다.

---

167. Magistrat, *Gemeinde-Verwaltung*, vol. 2, 130; on the costs, see Hobrecht, 'Zur Canalisation von Berlin', *DVföG* 4 (1872): 646-8. 이 논문에서 그는 주택 소유자들이 이 제도에 가입하기 위해서는 매련 81마르크를 지불해야 하는 것으로 추계하였다.
168. Magistrat, *Gemeinde-Verwaltung*, vol. 2, 131; Hobrecht, *Canalisation*, 1-2; for the final endorsement, see Virchow, 'General Report', 376

이러한 발전은 당연히 호브레흐트 계획을 가장 먼저 경멸했던 대규모 농장주들의 조직적 활동에서 가장 두드러지게 나타난다. 1872년 11월에 「독일농업신문German Agricultural Newspaper」은 그 계획을 공격하는 11개의 연재 기사를 실었지만, 농업에 비료가 필요하고 어쨌든 효과가 없을 것이라는 전통적 논조를 반복하는 것 이외에 운하화에 대한 실제적 반대는 거의 하지 않았다.[169] 겨우내 신문은 그런 비판을 지속하며 비르효를 비난하는 것 역시 당연하다고 여겼다. 1873년 2월 편집국은 시 위원회로부터 받은 비르효의 일반 보고서를 '일방적이고 피상적이며 편파적인' 것이라고 비난했다.[170] 그러나 그러한 열렬한 공격들은 대규모 농장주들 사이의 내부적 갈등을 감추고 있었다. 그와는 대조적으로 이 시기 『프로이센 농업연감Annals of Agriculture』은 비르효를 합리적 온건파로 묘사했고, 1872년에 베를린 근방의 지주들을 대변하는 한 단체는 인신공격과 '무가치한 투쟁수단'을 이용하여 운하화를 반대하는 「독일농업신문」의 전술에 자신들은 동의하지 않는다고 발표했다.[171] 주로 그들 자신의 경제적 이익에 관심이 있던 농업인들의 주장은 1872-1873년경에는 쇠약해졌고 그들도 이것을 깨달은 것 같았다.

그러는 동안, 시위운동의 주도권은 그 도시 주민들 자신에게 넘

---

169. 'Taktik der Berliner Abfuhrmänner', *DVföG* 4 (1872), 656

170. Virchow papers 2598 #36 *Deutsche Landwirthschaftliche Zeitung*, 8 Feb. 1873

171. Virchow papers 2598 #35 *Annalen der Landwirthschaft in den Königlich-Preußischen Staaten*, 14 Dec. 1872; #3 ibid., 5 May 1869

겨졌다. 더 정확하게 말하면, 그 조직적 활동은 부르주아 계급 중심으로 전개되었다. 유명한 신문들에 몇 개의 기사가 실리기는 했지만, 대체로 운하화에 찬성하는 세입자들은 프로젝트의 재정을 위한 세금에서 더 잃을 것이 없었기 때문에,[172] 논쟁의 주된 참여자들은 지주, 약제사, 의사, 화학자, 공장 소유자와 같은 중산층 시민들이었다. 운하 관련 조직적 활동에서 부르주아 요소들의 우세는 그들이 무조건 호브레흐트의 방안을 지지했다는 것을 의미하지는 않았다. 시 의회에 제출된 탄원서에서, 초기의 시민행동 위원회는 운하가 "지역민들의 세금 지불능력을 초과한다"고 우려를 표명했고, 집주인들이 늘어난 세금에 드는 비용을 충당하기 위해 임대료를 크게 올릴 것이라는 두려움을 표명했다. 한 단체는 개선된 수레 이용 제거방식은 운하화보다 훨씬 적은 비용으로 인간 오물을 제거할 수 있다고 주장했다.[173] 이러한 집단의 상당수가 호브레흐트 계획의 기술적 이점에 대해 회의적인 태도를 유지하며 하수관에서 나오는 유독한 가스가 주택으로 스며들어 질병을 야기할 수도 있다고 우려를 표명했다. 일부 사람들은 영국의 통계적 증거가 운하와 감소된 사망률 간의 상관관계를 보여주지 못하고 있다고 반박했다.

그러나 이러한 중대한 의구심들에도 불구하고 시민들은 두 가지 핵심 사항에 대해 동의했다. 첫째, 베를린의 위생 조건들은 운

---

172. Virchow papers 2598 #23 *Volks-Zeitung*, 28 May 1872. 운하와의 재정과 관련해서는 아래를 볼 것

173. 하지만 이 단체는 거리와 유출수들을 처리해야 하는 부분에 대해서는 말하지 않았다.

하화를 통해서든 체계화된 오물 제거 체계로든 어떤 종류의 급진적 개선이 필요하다는 것이다. 운하화 지지자를 '운하 광신도들'이라고 조롱했던 사람들조차도 "계속 이런 식은 안된다!"는 구호가 큰 인기를 누린다는 것을 인정했다. 둘째, 지방정부의 해결 의지 표방은, 그것이 어떤 형태의 것이든, '도시의 안녕에 진정으로 관심이 있는 모든 시민, 특히 더 위협적인 감염병의 위협을 완화시키기 원하는 모든 시민'에게 지지를 받았다.[174] 요약하자면 대중의 동요는 베를린을 깨끗하게 만들고자 하는 정치적 의지를 제공했다.

이러한 대중적 의지는 1873년 봄, 시 의회의 토론에서 확인되었다. 그해 3월 동안, 보이트너Beutner 시의원은 시 의회의 당시 분위기를 대변하고 있는데, 비르효가 이렇게 '시급한' 문제를 해결하기 위해 의회의 애국심과 '시민 정신'에 호소하였을 때, 그의 운하화에 대한 논리에 대해 찬성을 표시했다. 그는 하수 문제가 해결되어야만 하는 단계에 이르렀으며 시의 오수 문제를 해결하기 위해 의회가 '비용도 없고, 노력도 없다'고 하지 말고, 문제 해결을 위해 수단과 방법을 가리지 말아야 한다고 주장했다.[175] 시 의회는 곧바로

---

174. Evidence for last two paragraphs: Virchow papers 2598 #1 'Der praktische Scharfblick' (also for first quotation); #22, 'Versammlung der Stadtbezirke 107-17'; #25, 'Zur Kanalisirung Berlins' (by 35 Bürger); #39, *Berliner Bürger-Zeitung*, 20 Feb. 1873 (for second quotation); #76, 'Aufruf an alle Mitbürger'. (also for third quotation); 2599 #25 'Bürgerversammlung der Schönhauser Allee'. 1866년부터 시작되는 2598번 #1번을 제외하고, 상술한 탄원서는 1872-3번이다. 이러한 탄원서들 중 다수는 시민 행동 위원회 회원들의 이름과 직업을 확인할 수 있는데, 이는 그들의 부르주아 선거구에 대한 분명한 경향을 보여준다. 다음을 참조할 것. Magistrat, *Gemeinde-Verwaltung*, vol. 2, 130, which confirms the points of agreement of the citizenry

175. Virchow papers 2599 #26, 'stenographischer Bericht der Stadtverordnetenversammlung', 3 Mar. 1873

보이트너의 입장을 확인하고, 1873년 3월 3일에 운하화를 지지하는 '필수적인 결정'을 했으며, 그해 5월 15일, 호브레흐트의 방사체계 III 건설을 승인했다.[176] 호브레흐트는 직접 그 체계의 건설을 감독하게 되었다.

호브레흐트를 지지하기로 한 이 최종 결정은 대중의 의구심들에도 불구하고 시 당국의 결정을 기꺼이 수용하겠다는 의회의 의지를 보여준다. 베를린 자치정부의 구조로 인해, 시 당국은 중요한 정책 사안에서 결정적인 정치적 영향력을 행사했다. 사실 의회는 주로 자문 역할을 수행했고, 시 당국은 법안을 제안하고, 제재를 가하거나 이를 거절할 권리를 보유하고 있었다. 비록 이러한 방식이 비민주적이었음에도 불구하고, 시 당국과 시 의회 구성원들은 같은 사회적 집단으로부터 나왔으며, 대부분 중요한 위원회에 함께 참여했다(예를 들어 비르효의 위원회 역시 '혼합된' 위원회였다).[177] '지하수 상태와 (감염병이) 밀접한 연계'를 가지기 때문에 베를린 시 당국은 1866년 이래 운하화를 감염병의 유행에 대처하는데 필수적인 보호장치로 선호했다.[178] 1873년에 시 당국은 비르효의 위원회가 호브레흐트의 제안에 대해 가졌던 모든 의문점들을 '모든 관련 질문들에 대한 길고도 자세한 연구들'을 통해 해결했다고 믿는다

---

176. Magistrat, *Gemeinde-Verwaltung*, 134; Langbein, 'Werdegang', 31. The 3 March vote was 83 in favour, 19 against

177. Magistrat, *Gemeinde-Verwaltung*, vol. 1, 9-10, 18-19; Pollard, *Corporation of Berlin*, 7-11. For a discussion of the relations between council and Magistrat, see Dawson, *Municipal Life*, 81-122

178. Virchow papers 2595 #22 'Zur Kanalisirungsfrage: Beilage XVI zum Communalblatt', 15 May 1866

고 선언했다. 비르효의 과학적 발견을 신뢰하며, 시 당국은 "(비전문가인) 일반인은 거의 선택의 여지 없이 (호브레흐트의) 계획을 수용해야 한다"고 결론지었다.[179]

비르효는 시 당국이 자신의 위원회와 마찬가로 비민주적인 위원회들에 신뢰를 확장하는 것에 대해 양가적이었다. 그는 프로이센 의회에서, 운하와 같은 건강정책 사안들을 '특정 기업들'의 손에 맡기는 것은 변덕스러운 다수 민주주의자들의 '편협한 결정'을 방지할 수 있겠지만, 그럼에도 불구하고 그러한 기업들에 '도시 거주민들의 생명과 건강에 관한 문제들'에 대한 결정 권한을 주는 것은 '위험한 일'이라고 생각했다.[180] 그러나 이 예에서, 그는 스스로의 주도로 공공사업을 추진하고 있는 도시 정부에 의존할 수밖에 없는 상황이었다.[181] 호브레흐트는 1872년 글에서, 농업인들의 '테러리즘'과도 같은 정치적 혼란 속에서 공중위생에 대한 시 차원의 의사결정에서 순전히 기술적 고려만을 통해 이루어질 수 있는 날을 열망한다고 그의 생각을 요약했다. 그 결과는 '주도권, 결정, 책

---

179. Magistrat, *Gemeinde-Verwaltung*, vol. 2, 132-3
180. *SBHA* 9 Feb. 1870, 2032 (Virchow)
181. 정부가 진정한 민주적 경로를 통해 일하지 못하는 데서 드러난 시 당국의 보수주의는 보다 일반적인 현상의 한 예이다. 프로이센 정권이 도시 정부에서의 행정관료 임명에 대해 가졌던 영향력 때문에, 국가자유주의자들(중도파)는 시 당국(예를 들어 포켄벡Forckenbeck은 이 시기 베를린 시장이었다)을 지배하는 경향이 있었고, 진보주의자들(비르효를 포함한 좌파 진보주의자들)은 시 의회를 지배하는 경향이 있었다. See Heffter, *Die deutsche Selbstverwaltung*, 616-19; Langewiesche, *Liberalismus in Deutschland*, 203-5. 시 의회에서 이러한 좌파주의의 일화적 증거는 비르효가 의회에서 언급하고 지지한 베를린 시 의회의 탄원서에서 볼 수 있는데, 보편적이고 직접적인 참정권을 지지하는 (전통적으로 온건파가 좋아하는) 삼중투표제(the three-class voting system)의 폐지를 제안하기도 했다. See *SBHA* 3 Nov. 1869, 291-3 (Virchow)

임은 항상 공권력에 맡겨진다'는 시의 계몽적 리더십이 될 것이라
고 했다.[182] 베를린의 도시 자유주의 풍토 속에서, 대중의 요구는
결국 공중 보건개혁의 정당성을 제공하는 것에 국한되었다. 대운
하와 관련한 조직적 활동은 비르효의 의료정치를 하수도 개선에
적용하는 것을 검증해 주었지만, 비르효가 구상했던 민주적 과정
은 시 당국과 호프레흐트와 같은 사람들이 자신 방식으로 사업을
밀고 나감에 따라 부분적으로만 실현되었다.

지방정부들과 도시 자유주의의 결합
The consolidation of municipal authority and of urban liberalism

방사형 체계Radial System Ⅲ를 건설하기로 한 결정이 시 정부
가 시 위생에 대한 통제를 주장하는 과정의 마지막은 아니었다.
1874년부터 1877년까지 운하화가 진전됨에 따라 프로이센 정부
와 (베를린) 시 사이 관할권 분쟁이 생겨났다. 이러한 분쟁들은 전
적으로 극도의 기술적 사안들과 관련이 있는 것이었지만, 역사적
관점에서 보면 이러한 갈등은 주 정부의 개입이 정치적으로 성가
시고 행정적으로 부적절하다고 생각하는 지방정부들이 위생 문제
에 대한 통제권을 주 정부로부터 빼앗아 오기 위한 통합 시도의
신호였다.
1874년에 시는 어떻게 하면 주택 소유자들이 운하체계에 참여

---

182. Hobrecht, 'Zur Canalisation von Berlin', 641, 643

하도록 유도할 수 있는지에 대한 문제를 다루기 시작했다. 기술적, 행정적 관점에서 보면, 모든 개발된 지역이 (운하체계에) 연결될 필요가 있었다.[183] 1872년 호브레흐트는 수레를 이용한 오물 제거보다 운하를 이용한 처리 비용을 더 저렴하게 해줌으로써 주택 소유자들이 자연스럽게 그들의 집들을 (운하)체계 연결하도록 요금을 체계화 할 수 있다고 믿는 사람들과 함께 그 방법을 모색했다.[184] 그러나 건설이 진행되고 비용이 증가함에 따라, 시는 막대한 채무를 피하기 위해 주민들에게 더 많은 것을 요구해야 한다는 것이 명백해졌다. 게다가 새로운 (운하)체계가 (시궁창을 씻어내는 것 같은 '공동체의 이익'에 기여하는 것으로 나타나는 등) 수레를 이용한 오물 제거 방식에 비해 더 많은 새로운 이점들을 제공했기 때문에 시는 더 높은 세금을 부과하는 것을 '정당한 것'으로 여겼다.[185] 하수도 개혁은 결코 이윤을 남길 수 있는 영업이 될 수 없을 것이라는 점에서, 가스, 전기, 상수도 시설과 같은 이 시대 다른 대부분의 다른 공공사업과는 달랐지만,[186] 오히려 공동체의 일반적인 이익을 위해 지방정부가 시민들의 주머니를 턴 최초의 대표적인 사례 중 하나가 되었다.

그러나 1874년 시 정부 자체는 그러한 주장을 할 수 있는 법적 권한을 가지고 있지 않았고 경찰의 협조가 필요했다. 비르효는 경

---

183. Magistrat, *Gemeinde-Verwaltung*, vol. 2, 136; Virchow, 'General Report', 376-7
184. Hobrecht, 'Zur Canalisation von Berlin', 644-5
185. Magistrat, *Gemeinde-Verwaltung*, vol. 2, 136-7. 이것은 비르효에 의해 권한이 주어졌다. 'General Report', 375
186. Ladd, *Urban Planning*, 55

찰을 '가부장적patriarchal'이고 시를 운영하려는 시도에서 무능력했다고 여기고 이러한 상황을 개탄했다. 비르효는 시 상수도 시설에 대한 그들의 서투른 관리와 재정을 민간 기업에 넘기려는 열망을 지적하면서, 이 새로운 운하와 연결하도록 하는 권한은 반드시 지역사회 자체에 주어져야 한다고 주장했다. 오직 통합되고 책임감 있으며 권한을 가진 지방 행정을 통해서만 시 공무원들은 그들 일반 선거구의 이익을 가장 잘 대변할 수 있다는 것이었다.[187] 이 지역에서 광범위한 개혁에 대한 그의 희망들은 좌절되었지만, 구체적 사례에서 시는 필요했던 것을 얻었다. 경찰과 오랜 협상 끝에, 시 공무원들은 지주들로 하여금 이 체계에 연결을 의무화하는 두 개의 조례를 통과시켰고 연간 임대료의 1퍼센트를 운하 기금에 기부하도록 하였다.[188] 경찰에 대한 그들의 불가피한 의존에도 불구하고, 시는 그 체계의 실제 자금 조달에서 중앙정부의 간섭을 막아내는 데 성공했다. 호브레흐트는 시가 단독으로 운하비용을 관리할 수 있다면, 그 제도 자체에 대한 잠재적 관대함에도 불구하고, 시는 "더 유리한 재정 상황"에 놓이게 될 것이기 때문에 시 단독으로 이 체계에 대한 자금 조달 부담을 져야 한다고 주장했다.[189] 이후 20년 동안 시 정부가 수행한 막대한 대출과 비용을 볼 때, 이러한 정치적, 행정적 지배가 베를린 관료들에게 큰 의미가 있었다

---

187. *SBHA* 9 Feb, 1870, 2033; 9 Jan, 1872, 298-304 (Virchow)

188. Magistrat, *Gemeinde-Verwaltung*, vol. 2, 136-7, 394-8 (for text of the PolizeiVerordnung of 14 July 1874 and the Ortsstatut of 8 Sept. 1874). 더 기술적인 상세내용은 다음을 참조할 것. Hobrecht, 'Die Kanalisation', in *Die öffentliche Gesundheitspflege*, 290-91

189. Hobrecht, 'Zur Canalisation von Berlin', 644

는 것을 보여준다. 비르효의 계산에 따르면, 1890년까지 시는 호브 레흐트의 운하 계획에 7천 9백만 마르크를 지출했는데, 이 중 6천만 마르크는 빌린 것이었다.[190] 비용이 많이 들었지만, 시가 스스로 하수도 개혁 재정을 지원하기로 한 결정은 지방정부의 의지를 보여주는 명백한 증거였다.

다른 사안들에서는 프로이센 정부와 타협하는 것이 그렇게 간단하지 않았다. 시의 역사적 발전으로 인해, 베를린의 많은 공공 광장들과 거리들은 시가 아닌 '스트라예센피스쿠스StraBenfiskus(문자 글대로, '도로 재무부street treasury')이라 부르는 기관 소유였다. 프로이센 정부는 이 조직의 실체에 대해 약간의 혼란스런 입장을 가지고 있었다. 당황한 비르효는 이를 '신화적mythical' 실체로 명명했다. 이런 짜깁기식 관할권과 비효율적 조직은 비르효의 생각대로, 시 정부와 주 정부 간 의견 불일치로 이어졌다.[191] 실제로, 시가 주 정부 소유 베를린 지역까지 운하 체계를 확장하려고 했을 때 문제가 발생했다. 카스탄Kastan에 따르면, 프로이센 정부는 운하화를 통해 시의 당면 문제를 바로잡으려는 어떤 작은 의지도 보이지 않았고 (시가) 법적 관할권을 대폭 강화하려는 시도에 대해 주저했다고 하였다.[192] 카스탄은 단지 부분적으로만 옳았다. 일부 프로이센 기관들은 하수도 개혁에서 관심을 보인 반면, 다른 기관들은 질질

---

190. Virchow, 'Eröffnungs- und Begrüssungsrede des X. internationalen medicinischen Congresses', *BKW* 32 (1890): 722ff

191. *SBHA* 9 Jan. 1872, 299 (Virchow)

192. Kastan, *Berlin wie es war*, 21

시간을 끌기만 했다고 하는 것이 더 정확할 것이다. 지방정부에게 주 정부가 지역의 요구들을 해결하는 것이 부적절함을 입증하라는 것은 실로 모순이 아닐 수 없었다. 1875년까지 길게 이어진 협상 끝에, 시는 마을의 거리들에 대한 통제권을 획득했으며, 마침내 하수도를 설치하여 물을 빼낼 수 있었다.

그러나 2년 만에 다른 관할권 분쟁이 발생했다. 이번에는 경찰이 프로이센 무역, 통상, 공공사업부(the Prussian Ministry for Trade, Commerce, and Public Works), 왕립기술건설위원회the Royal Technical Construction Committee와 함께 방사체계 Ⅲ의 건설에 필요한 특례에 대해 반대하고 나섰다. 기술적 이유는 폭우 시 하수도를 공공 운하와 (정부 관할) 수로로 연결하는 안전 출구가 필요하다는 것이다. 호브레흐트는 더러운 오수가 바다로 유출되는 것을 막는 댐 장치가 존재한다고 주장했지만, 관련 정부 부처들은 안전 배출구를 사용하는 모든 건설 프로젝트들에 대해 승인도 거부도 하지 않은 채 시간을 끌었다. 시는 그러한 간섭에 반대했고, 프로이센 정부는 수로 주변의 주택보유자들이 제기하는 오염에 관한 민원을 이유로 그 입장을 정당화하려 했다. 그러나 1880년이 되자 불평은 잦아들었고 그 사안은 더 이상 쟁점이 되지 않았다.[193]

이러한 다툼을 통해, 운하화 체계에 대한 유일한 실용적이며 바람직한 실행은 지방 공무원들에게 좀 더 무제한적인 행정 권한을 주어야 하다는 지방정부 행정가들의 믿음을 강화했다. 그들은 베

---

193. Skrzeczka, *Generalbericht*, 86-9; Hobrecht, 'Die Kanalisation', 289

를린 시의 건설과 운영을 효율적으로 진행하기 위해 베를린 하수
체계의 모든 분야에 걸쳐 통일되고 합리적인 통제체계를 확립할
필요가 있음을 보여주었다. 느리지만 확실하게 베를린 시 정부는
필요했던 통제권을 확보했다. 1872년에는 시의 상수도 시설을 매
입하여 2년 후에는 이를 가동시키기 시작했다. 1875년에는 (더 많은
투쟁과 협상을 다시 벌인 끝에) 프로이센 정부로부터 거리청소 서비스
를 인계받았으며, 십 년 간 주 정부와 개인 소유자들로부터 토지를
매입하여 호브레흐트 안에 따라 필요한 관개장을 건설하였다.[194]
이러한 통제의 통합은 비르효가 도시 위생에 관련하여 일관성 있
게 설명한 원칙의 적절성을 입증했다. 각 도시들의 '매우 다양한
지역적 조건들'을 다루어야 하는 위생 대책에 대해 '규범적인(과학
적인) 원칙을 확립하는 것이 매우 어려워서', 위생과 하수 오물영역
은 그 지역사회의 협력 아래 이루어져야 했다.[195]

다행히 도시 자유주의의 진전에서, 지역 조건을 존중하는 기술
적 필요성은 시 당국이 베를린에 대한 그들의 지배권을 주장하는
정치적 역량에 힘을 실어주었다. 정부 당국들과의 사업을 진행하
는 데 있어, 그들은 프로이센 정부보다 일을 더 잘해낼 수 있다는
원칙을 성공적으로 확립했다. 보다 일반적으로, 운하화의 경험은
기술적 전문지식과 효율적 행정이 시 차원에서 가장 잘 수행될 수

194. Magistrat, *Gemeinde-Verwaltung*, vol. 2, 83-4, 121; Tiarks-Jungk, 'Rudolf Virchows
Beiträge', 113; *SBHA* 28 Nov. 1873, 124-7 (Virchow); 'Die Rieselgüter', 297-312
195. Virchow, 'Ueber Städtereinigung und die Verwendung der städtischen Unreinigkeiten',
Separatabdruck from *DVföG* 15 (1883), 14

있다는 것을 보여주었다. 결국 대부분의 기술적, 과학적 연구는 비르효의 시 위원회 산하에서 이루어졌고, 그 체계의 건설은 호브레흐트와 다른 시 직원들이 주도했다. 게다가, 운하화를 통한 베를린 하수 개혁은 지방정부 자체의 정당성을 입증했을 뿐만 아니라, 특히 자유주의적 지방정부가 결정적인 해결책을 가지고 도시 성장의 도전들에 맞설 준비가 되었음을 보여주었다. 정치적 용어로 위생 개혁을 설명하는 것이 이상하게 들릴지 모른다. 비르효 자신도 하수로를 청소하고 화장실을 비우는 '자유주의적인' 방법은 없다고 인정했다.[196] 게다가, 19세기의 마지막 사반세기 사회민주당이 주도권을 잡기 전까지, 독일에서 시 정부는 표면상으로는 비정치적이었다. 즉 도시 자유주의 정치가 일반인들의 이익을 대변한다고 주장하는 것은 지방자치정부 이념의 일부였다.[197]

그러한 주장은 이념의 가장 확실한 힘이며, 실제로 그것을 유발하는 특별한 관심 사안들을 은폐한다. 하수도 개혁에서 도시 자유주의자들은 그들 자신의 힘은 조금도 희생하지 않고 도시 모든 거주자의 생활환경을 개선시켰다고 주장할 수 있었다. 운하화는 구체적인 변화에 영향을 미쳤고, 계급 간 부의 재분배나 재산권 혹은 개인 자유에 대한 지나친 침해 없이 대외적으로 도시의 이미지를 근본적으로 변화시켰다. 또한 행정적 일관성은 물론 과학적 전문지식을 통해 합리적으로 잘 운영되는 정부의 기초를 제공했다는

---

196. Byron Boyd, 'Rudolf Virchow. The Scientist as Citizen' (PhD Diss., University of North Carolina, 1981), 229

197. Sheehan, 'Liberalism and the City', 135

사실도 입증했다. 따라서 운하화는 독일 자유주의 개혁가들의 목표와 능력에 훌륭하게 들어맞으며, 비르효는 베를린이 그에게 제공했던 개혁에 도움이 된 통치적 환경에 빚을 졌다는 것을 인정했다. 여러 차례 그는 운하화의 경제적 타당성, 호브레흐트와의 협력, 시 당국의 비민주적인 주도권을 수용하는 등 도시 자유주의의 다양성과 타협했다. 그러나 1883년의 의회연설에서 비르효는 다음과 같이 이러한 협력을 정당화하였다.

> "시의원으로서 … 나는 많은 유용하고 실용적인 것들을 성취해왔습니다. 그것은 국가 수준national level에서 전혀 도움을 받지 못하던 것들이었다. 부분적으로 국가 정치가 내게 문을 닫았기 때문에, 나는 많은 필요한 일을 하기 위해 지방 공동체로 눈을 돌렸습니다. 나는 그곳에서 나를 기쁘게 하는 토론의 장을 발견했습니다. 나는 병원을 세우고, 학교를 지었으며, 하수도와 관개장을 만들었습니다. 나는 많은 유용한 것들을 성취했지만 나의 야심에서가 아니라 오히려 이것들이 내게 깊은 만족을 주었기 때문에 이 유용한 많은 것들을 성취할 수 있었습니다."[198]

그러면 왜 비르효가 국가 정치national politics에서 시에서와 같은 '지지'를 얻지 못했는지에 대해 설명하는 것이 다음 장의 목표가 될 것이다.

---

198. *SBHA* Dec. 5, 1883, 202 (Virchow)

제4장

의회에서의 비르효: 국가건강정치의 좌절들

Virchow in Parliament:
The Frustrations
of National Health Politics

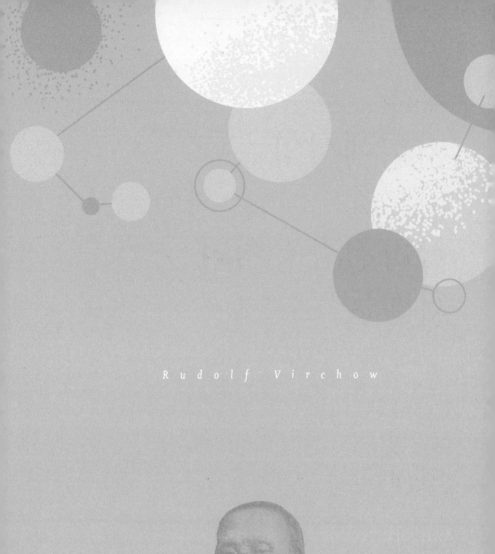

R u d o l f   V i r c h o w

보수 국가에서 자유주의 사회과학

Liberal social science in a conservative state

건강정치health politics에서 비르효의 의회 활동 이야기는 설명하기 어려운 간극으로 인해 애를 먹인다. 1883년 5월 31일에 독일 제국의회German Reichstag는 유럽에서 최초로 국가질병보험법national sickness insurance law을 통과시켰는데, 이는 비스마르크 수상의 마지막 해에 시행된 일련의 '사회보험' 조치 중 가장 앞선 것이다(다른 두 개는 산업재해와 노년/장애 보험이다). 1885년까지 질병보험기금은 이미 인구의 10%를 보장하고 있었는데, 1904년까지 그 비율은 두 배로 높아졌다.[199] 1888년에 이 기금은 의료비로 6천 150만 마르

---

199. Kaiserliches Gesundheitsamt, *Das Deutsche Reich in gesundheitlicher und demographischer Beziehung* (Berlin: Puttkammer & Mühlbrecht, 1907), 281

크를 지출했다.[200] 질병보험은 사실 19세기 독일 정부에 의해 수행
된 가장 실질적인 건강 프로그램이었다. 따라서 사람들은 비르효
가 그 법안에 대한 논쟁에 열정적으로 개입했을 것이라 예상하겠
지만, 그는 의회에서 이 주제에 대해 거의 언급하지 않았다. 1883
년까지 3년간 그는 독일 의회 의원이었음에도 불구하고, 비르효는
단 한 번도 그 법안의 조항을 논의하기 위해 일어서지 않았다. 독
일 제국의회(1880-1893)와 프로이센 의회(1862-1902)에서 재임하는
동안 그는 초기 법안 이후, 8년간 질병보험에 대해 단 세 번 밖에
언급하지 않았다.[201] 우리는 그가 1883년 5월에 법안에 반대투표를
하기 위해 출석했다는 사실을 알고 있으나 그의 침묵에 대한 이유
는 여전히 의문으로 남아 있다.[202] 그럼에도 불구하고, 비르효가 참
여하지 않은 상황이 국가 보건의료 개혁에서 그가 보여준 더 광범
위한 문제들을 드러낸다는 점에서 이 주제에 대한 그의 견해를 재
구성해 보는 것은 가치 있는 일이 될 것이다. 특별히 그것들은 그
가 적극적인 역할을 했던 의회 문제에서 자유주의 건강정치를 위
한 그의 시도가 실패한 이유를 보여준다. 이것이 이 장의 주요 주

---

200. M. Pistor, *Deutsches Gesundheitswesen* (Berlin: Julius Springer, 1890), 138
201. *SBR* 20-21 Nov. 1891, 2960-62, 2970-80, 2990; 15 Mar. 1892, 4752-5; *SBHA* 16 Mar. 1892, 956-9 (Virchow)
202. *SBR* 31 May 1883, 2696. 마지막 투표는 찬성 216, 반대 99표를 얻었다. 개인적 상황들로 인해 비르효는 그 법안 토론에 참여하지 못한 것으로 보인다. 1880년대까지 그는 꽤 자주 베를린 바깥으로 인류학적 탐험을 위해 나섰으며, 따라서 그 토론에 31번째 참여자가 될 수 없었다. 그러나 1883년 초기에 그는 코카서스 여행에서 막 돌아왔기에 그해에는 다른 여행을 할 수 없었다. 하지만 이용 가능한 자료들을 보더라도 확정적 결론에 이르기 어렵다. 어떤 경우에도 질병보험에 대한 그가 자신의 의견을 공식적으로 밝힐 기회를 전혀 갖지 않은 것은 이상한 일이다.

제가 될 것이다.

질병보험법은 비르효가 지지해왔던 많은 것을 제공했다.[203] 그것은 국가의 영향력으로부터 독립적인 지역 보험기금들의 매우 탈중앙화된 네트워크를 제공했다. 노동자와 고용주들 모두 기금에 기여금을 냈지만, 노동자들이 고용주보다 두 배나 많은 돈을 냈고, 기금운영위원회의 의석을 두 배 많이 보유했다. 기금의 책임자에게는 노동자들에게 의료서비스를 제공하는 의사 단체와 계약을 맺을 권한을 부여했다. 따라서 적어도 도식적인 의미에서, 비르효가 1848-1849년에 주창했던 의료자선단체medical charity associations와 유사한 질병보험기금은 지역 자치권을 보장하고, 취약한 노동자에게 무료 의료서비스를 제공했으며, 의사들 중에서 선택할 수 있는 권한을 제공했다. 하지만, 기금의 구조는 비스마르크의 것과 같은 비자유주의적 정치 철학에 그 기초를 둠으로써 (비르효의 지향을) 배반하는 것이었다. 이 법은 비르효의 정치에 많은 영감을 준 자발적인 협회voluntary association와는 정반대로, 모든 노동자가 질병기금에 가입하는 것을 강제화했다.[204] 사실 질병기금은 조합주의 구조만큼 그렇게 연합적인 것은 아니었다. 이 기금은 함께 단일 이해 대표자를 두고 (민주적인 교류를 통해 다른 이들의 이해로 관심을 기울

---

203. 그 법안의 본문은 위네르(D Wiener)에서 발견된다. *Handbuch der Medizinal Gesetz-gebung des deutschen Reichs und seiner Einzelstaaten* (Stuttgart: FerdinandEnke, 1883), firstsupplementtovol. l, 7-34
204. 그 원래 형태의 질병보험은 주로 (광산업 등) 가장 정치적으로 불안한 거래들에서 주로 일하는 노동자들을 대상으로 했고 후에는 농업노동자들과 가사 도우미들에게만 확대 적용되었다.

이는 대신), 노동자와 고용주를 하나의 조직으로 결합시켰다. 이러한 배치는 고용주와의 만족스런 협조를 통해 협조를 이끌어내고 노동자의 의료적 돌봄에 대한 관심을 만들어냈다. 따라서 질병기금의 의사결정 구조상 노동자들이 숫자적 우세에도 불구하고, 노동자들은 비르효의 다원주의 정치 개념상 필요한 일종의 적대적 입장을 쉽게 잃어버릴 수 있었다.

당시 독일인의 경험으로 볼 때, 조합주의 원칙인 노동자의 경영참여codetermination, Mitbestimmung가 자유주의 정부제도와 공존할 수 없다는 것을 증명하고 있기에, 이런 질병보험기금의 특징이 비르효에게 반드시 나쁜 결과the kiss of death를 의미하는 것은 아니었다. 그는 기금들에 대한 그의 반대를 참을 수 있었을지도 모르는데, 그가 베를린 운하화의 특정 지점에 타협했던 것과 같은 방법으로 이 질병기금에 대한 그의 반대를 누그러뜨릴 수 있었을지도 모른다. 따라서 1883년 질병보험법이 비르효를 불쾌하게 만든 것은 그 형태 자체였을 것 같지는 않다. 이것을 수용하기 어렵게 만든 것은 그것의 구조가 그가 깊게 불신했던 보수주의 정치체계를 안정화시키는 것을 목표로 두었기 때문이다. 비스마르크는 노동자들의 열망을 탈정치화된 조합주의 기금에 돌리게 함으로써 그들이 정치참여를 통해 국가를 위태롭게 하지 않으면서 그들의 곤궁에 대한 국가의 관심을 증명하길 원했다. 정부는 1881년 일찍이 이런 철학을 발표했었다. "국가보존정책state-preserving policy의 의무는 국가가 단지 필요한 것이 아니라 자비로운 기관이라는 개념을 (가

장 수가 많고 가장 교육받지 못한 비전문계급들 사이에서) 육성하는 것이어야 한다"고 명시했다.[205]

현대 역사가들은 비스마르크식 사회보험이 '근대 사회 최초로 이루어진 전면적 사회정책 패키지'이자 복지국가의 싹the germ of the welfare state이라는 널리 퍼진 인식을 공격하기 위해 이런 선언 문들을 이용해왔다.[206] 가령 한스 울리히 웰러Hans-Ulrich Wehler는 비스마르크가 사회보험을 노동자 계급에 대한 그의 간교한 '채찍과 당근' 정책의 한 요소로 사용했다고 주장했다. 1878년의 억압적인 반사회주의자 법안의 영향을 완화하기 위해, 비스마르크는 노동자 억압의 '쓴 약'에 대한 '설탕을 입힌' 사회보험을 도입한 것이다.[207]

다른 학자들은 비스마르크의 진보주의progressivism를 보다 덜 냉소적인 해석을 통해 부정하는데, 단지 그가 사회보험에 별로 관심이 없었고, 프로그램의 진정한 효과를 비웃었다고 하였으며, (또한 학자들은) 사회 입법에 있어 비스마르크의 보수주의 쿠데타를 덜 혁명적으로 만든 독일 역사의 선례들을 찾으려 한다.[208] 그러나 어

---

205. Quoted in William Harbutt Dawson, *Bismarck and State Socialism* (London: Swan Sonnenschein, 1890), 111. Emphasis added

206. Jürgen Tampke, 'Bismarck's Social Legislation: a Genuine Breakthrough?', in W J Mommsen and Wolfgang Mock (eds), *The Emergence of the Welfare State in Britain and Germany* (London: Croom Helm, 1981), 71. The quotation is from Wolfgang Treue

207. Hans-Ulrich Wehler, The German Empire, trans. Kim Traynor (Leamington Spa: Berg, 1985), 132-7. '당근과 채찍Brot und Peitsche'이라는 용어는 웰러Wehler의 책이 출처다. '설탕 코팅'과 '쓴 약'이라는 어구들은 제프 엘리Geoff Eley의 '영국과 독일에서의 개혁 가능성들'에서 등장하는데 이는 데비드 블랙본David Blackbourn과 제프 엘리의 『독일 역사의 특이점들』이라는 책에 실려있다.

208. Tampke, 'Bismarck's Social Legislation', 71-82

떤 학파도 비스마르크 입법이 진실로 선견지명이 있었다는 주장
의 결정적인 약점을 확실히 찾지 못했다. 즉 왜 자유주의자들은 (질
병보험기금법) 통과 과정에서 그렇게 거의 영향력을 행사하지 못했
을까? 만일 근대 복지국가가 (비록 원래의 고전적 형태에서 일부 변형이 되
었다고 하더라도) 자유주의 원칙들에 기초한다면, 비스마르크와 같은
보수적 인물이 어떻게 그것의 창시자 중 한 사람으로 보일 수 있는
것일까?

역사가들은 사회보험에 대한 자유주의자들의 입장을 기본적으
로 무시하는 방식으로 다루어왔다. 어쨌든 대부분의 독일 자유주
의자들은 사회 입법에 거의 기여하지 않았기 때문에 이것은 그리
놀라운 일이 아니다. 온건파 국가 자유주의자들National Liberals, NL
은 1883년 법안을 지지했다고 이야기할 수 있겠지만, 디터 랑케
위슈Dieter Langewiesche가 주장하듯, 단지 '비-자유주의illiberalsim
에 가까운' 비스마르크와의 연합을 위한 비용이었을 뿐이라고 주
장한다. 다른 한편으로 비르효의 정당인 좌파 진보당원들left-wing
Progressives, LP은 질병보험에 대해 반대하였는데, 그것이 '맨체스
터식 자유주의의 실명Manchesterian liberal blindness'이며 '경제적
다윈이즘economic Darwinism'이라고 믿으며 반대했다. 요약하자
면, '독일 자유주의에는 포괄적인 정치사회 개혁의 블록이 없었기
때문에' 양 진영(NL과 LP)은 사회정책에 영향을 미치는 데 실패했
다.[209] 그러나 비르효의 철학은 정치적 자유주의와 사회적 안전망

---

209. Dieter Langewiesche, *Liberalismus in Deutschland* (Frankfurt: Suhrkamp, 1988), 195-8

은 사실 보완적이라는 것이었다. 그가 질병보험에 영감을 주는 보수적 근거 논리에 대해 반대한 것은 대부분의 다른 (좌파) 자유주의자들이 했던 것에 비해 지엽적인 것이었다.[210]

특히 독일의 보건의료 조직은 내가 앞으로 '보수주의적 국가개입주의conservative state interventionism'라 부를 이념에 기초한 것으로 비르효의 자유주의적 사회과학과는 적대적이었다. 이런 국가 운영의 주요 목적은 국가의 특권과 권력을 강화시키는 것이며, 단지 그 다음이 보건의료와 같이 공공의 이익을 다루는 것이었다. 국가주의자 논리 하의 질병보험은 보다 일반적인 '국가보존정책'의 분명한 한 예일 뿐이다. 진정한 사회개혁이 그 목표가 아니었기 때문에, 국가는 비르효가 사회적 프로그램의 합리적인 조직이라고 간주했던 것을 배제시키는 힘을 강화하기 위한 지름길을 찾는다. 개입은 결정적이며 제한적이어야 한다. 즉 통제, 보존, 경제는 철저함, 효율성, 일관성보다 중요하다.[211] 이러한 이념은 정치적 원칙과 공익에 국가권력을 종속시키는 비르효의 자유주의적 개혁주의liberal reformism와는 반대였다. 비르효의 마음 속에 있는 개입주의는 국가를 보존해야 할 필요성에 의해 정의되는 것이 아니라,

---

210. 그들 자신을 사회정책에 활발히 연관되었다(고 여긴) 자유주의자들, 예를 들면 루조 브렌타노Lujo Brentano, 구스타브 슈몰러Gustav Schmoller와 사회정책협회Verein für Sozialpolitik의 다른 회원들이 있었다. 그러나 1870년대와 1880년대 동안 이러한 많은 자유주의 사회과학자들은 (그들의 온건하고 때로는 무정부주의 성향들에도 불구하고) 그들 보다 더 주류적인 동료들로 인해 의심받았다. 5장 참조. See ch. 5 for more on this

211. 보수적 국가 개입주의에 대한 나의 견해는 웰러Wehler와 탐프케Tampke의 사회정책에 대한 아이디어들을 섞은 것이다. 특히, 그것은 '조작manipulation'(Wehler)과 '무시neglect'(Tampke) 둘 다를 단일한 보수적 관점으로, 국가보존state preservation 부분에 방점을 두어 강조한다.

오히려 자유주의적 가치를 보존해야 할 필요성에 의해 정의되었는데, 그 중 가장 중요한 것은 자유주의 정부가 자유, 교육, 번영을 위한 물질적(그리고 의학적) 기초를 제공할 수 있고 또 제공해야 한다는 것이었다. 이러한 비르효의 자유주의적 보건의료개혁에 대한 헌신적 추구를 좌절시킨 것은 바로 이들 경쟁 이념 간의 긴장이었다. 이런 명백한 국가주의적 논리와 왜곡된 조합주의 조직을 가지고 있는 질병보험에 대한 비르효의 침묵은 이러한 긴장의 예를 보여주는데, 하지만 그가 관심을 가지고 주장했던 다른 문제들에서도 같은 딜레마를 볼 수 있다.

이 장에서는 독일 의료에 대한 비르효의 자유주의적 비판에 대해 그의 사회과학적 원칙 두 가지에 대해 언급할 것이다. 첫째, 국가는 반드시 합리적이며 체계적인 공중보건 행정을 통해 건강에 대한 책임을 수용해야 하며, 둘째, 국가는 가능한 환자를 치료하는 실제적 관행을 의사-엘리트의 손에 맡겨야 하는데, 이 의사-엘리트는 보건의료를 위한 사회적 지도자로서의 짐을 감당할 자격이 있다는 것이다. 비르효에게 비스마르크의 보수적 정치 체제는 자유주의적 사회과학이 지시하는 과학, 의학, 정부 기관들 사이의 적절한 관계를 왜곡시키는 것이었다. 비르효의 의회 연설들은 입법 논쟁에서 이루어졌던 특정 건강정책들에 대한 그의 반응을 보여줌으로써 이러한 주장을 뒷받침한다. 그러나 이를 진행하기 전에 방법론적 주의가 필요하다. 건강정치에서 그의 지속적이고 일관된 의회 활동을 방해했던 바로 그 상황은 또한 비르효의 산발적 언급을 그들의 특정 맥락에서 다소 벗어나 다룰 필요가 있게 만든다. 전체적으로 연설문의 본론에 초점을 맞추어야만 그들의 구체적인 설정에 대한 경박한 논의를 피하고, 보수 이념에 의한 독일 의료정 치의 왜곡이라는 보다 광범위한 주제를 추적할 수 있다.[212]

의학의 성장: 개혁가의 가능성과 보수주의적 한계
The growth of medical science: reformist possibilities, conservative limitations

이러한 왜곡은 19세기 후반 의학계에서 가장 두드러졌다. 이 시 기는 공중보건개혁에 새로운 의학 이론을 적용하려는 움직임이 생 겨나면서 질병에 대한 과학적 이해에서 큰 도약이 목격되었다. 어 떤 의미에서 비르효가 그 자신의 분야로 돌아온 것이다. 그의 진보 적인 정치와 사회의학에 대해 모든 것을 아우르는 생각은 여전히 그를 중앙에서 훨씬 멀리 위치시켰지만, 그가 변방의 외톨이인 것 만은 아니었다. 1867년에 독일 자연과학자와 의사협회Assembly of German Natural Scientists and Physicians는 위생과 공중보건에 관한

---

212. 더 참조할 사항: 아마도 이러한 방법론적 어려움으로 인해 비르효의 건강정치학의 역사 는 최근까지도 문학에서 완전히 무시되어왔다. 오직 아냐 티부쉬(Anja Thybusch)의 'Rudolf Virchow Parlamentarische Tätigkeit und Gesundheitspolitik in Reichtag und preussischem Abgeordnetenhaus' (1989 키엘대학 의학논문)에서만 도움을 얻을 수 있었는데, 이 카탈로그 들은 비르효의 연설들 모두를 참조하여 나는 내 연구의 완전함을 확보할 수 있었다. 비르효의 작품들의 완전판은, 그의 의회에서의 연설들과 정치적 보고서들을 포함하여 간행 중이나 여 기서는 volume 30~36만을 참조하여 그의 1861년에서 1887년까지 프로이센 의회에서의 시 기만을 다루었다. See Virchow's *Sämtliche Werke in 71 Bänden*, ed. Christian Andree (Berlin: Blackwell Wissenschafts-Verlag, 1992ff.)

특별위원회를 만들었다. 2년 후『독일 공중보건의료 계간지German Quarterly for Public Health Care』[213]는 창간호를 발간했으며, 곧 독일 공중보건개혁에 대한 가장 영향력 있는 저널이 되었다. 마침내, 1873년에 진보적 의료의 옹호자들은 그들의 개혁적 메시지를 전달하기 위해 국가적 조직인 '독일 공중보건연합German Association for Public Health'을 설립했다.

처음부터 이 조직들은 비르효가 사용했던 것보다 더 보수적인 관점에서 공중보건에서의 개입을 정당화했다. 예를 들면, 공중보건의 지도자들은 각 개인이 누리고 있는 건강의 윤리적 권리에 호소하기보다 위생개혁의 경제적, 사회적 이점을 강조했다. 뮌헨 교수이며 시 위생학자인 막스 폰 페텐코퍼Max von Pettenkofer는 '질병은 수치로 표현될 수 있는 것'이라고 믿고, 한 지역사회에 대한 건강을 수치적 가치로 계산하려고 시도했다.[214] 독일 계간지의 편집인 중 한 명인 칼 레클람Carl Reclam은 이러한 원리를 그 저널 창간호 첫 페이지에서 다음과 같이 보다 철학적으로 명문화했다.

"각 개인의 장수 혹은 건강을 돌보는 것은 공중보건의 임무가 아니며 – 단지 그것은 전체 인구의 능력을 보장하고 고양시켜는 것이어야 한다. … 거기에서 의료는 모든 시민에게 예외 없이 번영된 발전

---

213. *Deutsche Vierteljahrsschrift für öffentliche Gesundheitspflege*, abbreviated in this study as DVföG

214. Max von Pettenkofer, 'The Value of Health to a City' (1873), *Bulletin of the History of Medicine* 10 (1941), trans. Henry Sigerist, 492

의 물리적 토대를 제공하는 것을 목표로 하고 있으며, 이는 상업적 삶에 이바지한다. 왜냐하면, 국가의 생산력은 개개인의 역량에 달려 있기 때문이다." [215]

의회에서 비르효는 의료에 대한 그러한 논쟁들을 실용적으로 수용했다. 목적이 같기만 하다면 그는 기꺼이 경제적, 윤리적 정당성 모두를 지지했다. 1868년의 두 연설에서 그는 '국가-경제적 관점'에서 의료개혁을 옹호했으며 동시에 "모든 사람이 국가에 대해 가지는 존재의 권리"를 옹호했다.[216]

공중보건의 보수적 방향에서 더 불길한 것은 1860년대 후반 첫 번째 행동주의activism 물결 이후 시작된 탈정치화 경향이었다. 첫 번째 물결의 대부분은 시 위생개혁municipal sanitary reform에 집중되었으며 베를린 운하화와 같은 프로젝트들의 성공과 함께, 지역사회가 공중의 건강을 제공해야 할 의무를 가진다는 사실이 수용되면서 정치적 요구를 할 필요가 없게 되었다. 이로 인해 정치화된 의학을 옹호하는 사람들은, 도시 개혁이 국가 의료정치의 승리를 위해 제공해 왔던 '교두보beachhead'를 부분적으로 잃었다.[217] 공중보건은 단순히 좀 더 기술적이며 전문적인 것이 되었

215. Carl Reclam, 'Die heutige Gesundheitspflege und ihre Aufgaben', *DVföG* 1 (1869): 1
216. *SBHA* 22 Feb. 1868, 1833-4; 14 Jan. 1868, 847 (Virchow) (in order of quotation). 여기서 비르효는 그의 아이디어들을 공중보건public health이라는 광의의 철학으로 적용시키고자 하는 의지를 증명했는데 운하화에서 그가 그랬던 것만큼이나 그러했으며, 또한 윤리적이고 경제적인 호소도 융합시켰다.
217. '교두보beachhead'라는 용어는 제임스 셰한James Sheehan의 '19세기 독일에서의 자유주의와 도시(Liberalism and the City in Nineteenth-Century Germany)'에서 왔다. See

다. 1883년에 베를린에서 있었던 독일 위생박람회German Hygienic Exhibition에서 과학자들과 행정가들은 안전하게 디자인된 학교 책상들, 욕조들에서 시작하여 음식 검역과 지하수 조사의 가장 최근의 방법들에 이르기까지 모든 것을 보여주었다.[218] 확실히 비르효와 몇몇의 헌신적인 의사들과 과학자들은 계속하여 정치적 의료 political medicine의 기치를 표방했다. 자유주의적인 구스타브 슈몰러Gustav Schmoller의 개혁주의적 사상에 영향을 받은 『사회병리학 Soziale Patholigie』의 저자 알프레드 그로티얀Alfred Grotjahn은 '사회위생social hygiene'이라는 실용 과학에 일생을 바쳤지만, 사회주의자로서 정치와의 접촉을 결코 놓지 않았다.[219] 독일제국의 대표 의사는 알프레드 그로티얀Alfred Grotjahn도, 비르효도 아니었고, 바로 로버트 코흐Robert Koch였다. 만일 비르효가 그의 형성적 나날들 formative years을 바리케이드 뒤에서 보냈다고 한다면, 코흐는 현미경 뒤에서 보냈다. 그는 부지런하고, 철저하게 전문적이고, 비정치적인 과학자의 전형이었다. 게다가 코흐의 세균론은 19세기의 가장 중요한 의학적 돌파구들 중 하나였을 뿐 아니라, 보수적인 정치적 함의도 지니고 있었다. 구체적으로 질병의 원인들이 감염성 미생물들에 있다는 현재와 친숙한 주장은 의료적 개입을 특정 생물

Brian Ladd, *Urban Planning and Civic Order in Germany, 1860-1914* (Cambridge: Harvard University Press, 1990), 73-6

218. Paul Boerner (ed.), *Bericht über die Allgemeine deutsche Ausstellung auf dem Gebiete der Hygiene und des Rettungswesens* (Breslau: Schottlaender Verlag, 1885), 3 vols

219. Gertrud Kroeger, *The Concept of Social Medicine … in Germany* (Chicago: Julius Rosenwald, 1937), 23-31; George Rosen, 'What is Social Medicine?', *Bulletin of the History of Medicine* 21 (1947): 709-16

학적 원인에 매우 좁게 초점을 맞추게 했다. 생물학적 요인에서 사회적 요인까지 모든 것을 망라하는 비르효의 질병 원인론과는 반대로, 코흐의 이론은 국소적이고 개인적 병원균만을 다루었다. 환자치료 역시 그들의 사회적 환경에서의 급진적 변화들을 포함하지 않았으며 오히려 엄격하게 말하면, 생의학적 치료법들에 국한하였다.

대중의 기억은 코흐와 비르효의 생각 사이 갈등과 비르효가 세균론을 받아들이는 것을 꺼려한 것에 초점을 맞춰왔지만, 현대 학계는 그들의 차이를 과소평가하고 있다.[220] 사실 비르효는 코흐의 이론 그 자체에 반대하지 않았다. 그는 단지 이를 의학 혹은 건강 정치에서 유일한 근거로 받아들이는 것이 위험하다고 생각했을 뿐이다. 과학적 관점에서 그는 많은 감염성 질병들이 '간균bacillus'으로 추적될 수 없다고 믿었고, 정책적 이유로 '간균의 발견으로 질병의 근절을 위한 모든 것이 해결되었다'는 믿음을 비난했다. 그는 실용적 성과가 이론적 발견을 보완하는 것이 필수적이라고 믿었다. 그는 세균학과 위생을 위한 대학교수 자리와 기관들의 불필요한 확대에 반대하고, 대신 주로 직접적인 경험을 통해 얻은, 수술

---

220. 나치 시대의 영화는 이러한 대중적인 이미지와 코흐의 보수적인 이념들 모두를 입증한다. 한스 슈타인호프Hans Steinhoff의 로버트 코흐Robert Koch: *Bekämfer des Todes*(1939)는 코흐를 운동권 과학자로 비르효를 늙은 바보로 묘사한다. 이와 관련해서는 다음을 참조할 것. Arnold Bauer, *Rudolf Virchow* (Berlin: Stapp, 1982), 78, 80. For scholarly literature on this subject, see Hans-Ulrich Lammel, 'Virchow contra Koch?', *Zeitschrift für die gesamte Hygiene* 28 (1982): 206-10; Manfred Stürzbecher, 'Rudolf Virchow und die kommunale Gesundheitspolitik in Berlin', *Verhandlungen der Deutschen Gesellschaft für Pathologie* 68 (1984): xxxviii

시 소독 혁명과도 같은 실용적 혁신들의 성공을 강조했다. 무엇보다도 사회의 건강에 직접적으로 영향을 미치는 공중보건 프로그램들에 사용 가능한 모든 의학지식을 적용하는 것이 필요하다고 하였다.[221]

실용적 공중보건: 보수적인 국가 개입과 비르효의 자유주의적 대안
Practical public health: conservative state intervention and Virchow's liberal alternative

코흐의 이론은 사실 가시적인 개혁을 위한 정신과 상당한 양의 실질적 내용을 공급했지만, 비르효가 전적으로 수용했던 방식으로 제공된 것은 아니었다. 코흐의 생각은 오히려 보수적인 국가 개입주의 이념과 더 잘 어울렸다. 첫째, 그의 세균론이 누렸던 국제적 명성은 순수한 과학적 발견이 독일 국가에게 쉽게 명성을 가져다줄 수 있다는 생각을 부각시켰다. 제국Reigh은 코흐와 다른 과학자들의 이론적 연구들에 넉넉하게 재정을 지원했으며, 그에게 2급 훈장Order of the Crown, Second Class을 수여하여 감사를 전했다.[222]

---

221. *SBHA* 6 Feb. 1897, 814-16; 5 Mar. 1889, 800-803, 810-11; SBR 13 May 1884, 573 (for quotation) (Virchow). 인용된 두 번째 연설에서 비르효는 그가 코흐에 대해 어떤 적개심도 없다는 것을 증명했다. 코흐가 주도한 이집트에서의 콜레라 연구의 과학적 평판을 옹호하며, 그의 성취를 강조했고, 그의 어조를 통해 그는 단지 그의 독자들이 코흐의 이론에 여러 대안을 고려할 수 있도록 부드럽게 충고하기 바랐을 뿐이었다고 명확히 했다.

222. Evans, *Death in Hamburg*, 266. See also his general discussion of Koch and conservatism, 264-72

그렇게 함으로써 정부는 (코흐를) 위대한 독일 의사로 인정했을 뿐
아니라, 코흐의 성취를 독일 진보의 상징과 동일시했다. 둘째, 좀
더 구체적으로는 감염 위험이 있는 미생물들로부터 격리하는 것은
결정적이면서도 보수적인 건강 프로그램의 새로운 장을 열었다.
육류와 우유 검역에 대한 상업적 규제들의 통과,[223] 예방접종 프로
그램의 확장,[224] 콜레라와 같은 전염병의 확산을 막기 위한 국경과
선박 통제소의 설치[225] 등은 실제 사안들에서 세균이론을 적용하는
의학의 능력뿐만 아니라, 보수적인 방식으로 사회에 대한 영향을
확장하는 국가의 의지 또한 보여주었다. 이 프로그램 중 어느 것도
사람들의 경제적 혹은 사회적 삶에 실질적으로 개입하지 않았으
며, 비르효가 옹호했던 사회개혁의 유형을 전혀 수용하지 않았다.

비르효는 그들이 마침내 구체적인 공중보건 프로그램에서 의학
의 진보를 알리는 동안 이러한 발전에 박수를 보냈다. 그는 코흐
가 성취한 민족주의적 자부심을 국가 당국자들과 공유했다.[226] 그

223. Part of the more general 'Reichs-Gesetz, betr. den Verkehr mit Nahrungsmitteln,
Genußmitteln und Gebrauchsgegenständen', 14 May 1879, reprinted Wiener, *Medizinal-
Gesetzgebung*, vol. 1, 114-59. See also Pistor, *Deutsches Gesundheitswesen*, 100-11 7. On this
law and others mentioned here, see O Dammer, *Handwörterbuch der Gesundheitspflege*
(Stuttgart: Ferdinand Enke, 1891), esp. 287-91, article on 'Gesundheitspflege'

224. 'Reichs-Impfgesetz', 8 Apr. 1874, reprinted in Wiener, *Medizinal-Gesetzgebung*, vol. 1,
83-9. See also Claudia Huerkamp, 'The History of Smallpox Vaccination in Germany: A First
Step in the Medicalization of the German Public', *Journal of Contemporary History* 20 (1985):
617-35, esp. 620-21 on the state's rationales

225. 'Bekämpfung der Infektionskrankheiten', esp. 'Massnahmen gegen die Cholera',
'Massnahmen, betreffend ärztliche Kontrolle der Seeschiffe', 'Massnahmen, betreffend
Desinfektion der Schiffe und der Eisenbahnviehwagen', in Pistor, *Deutsches Gesundheitswesen*,
50-87

226. *SBR* 13 May 1884, 572 (Virchow)

자신은 돼지고기를 덜 익혀 먹을 때 잘 생기는 선모충병Trichinella spiralis[227]의 원인 기생충을 분리해 내고, 관련 국가법령 제정의 모형을 제시한 베를린 육류검사시설 건설의 감독을 맡았다.[228] 마침내, 그는 (자신의) 철학적 수준에서까지 국가 개입을 받아들였다. 그는 전국적인 예방접종 프로그램의 일관성과 철저함을 위해 강제적인 예방접종을 '국가를 위한 가장 적절한 문제'로 간주했다. 유사하게, 감염병의 전파를 방지하기 위해 고안된 수단들은 질병의 확산을 뿌리 뽑기 위한 광범위하고도 조직된 노력이 필요하다고 여겼다.[229]

비르효가 정부에 의해 수행된 몇 가지 개별적인 공중보건 프로그램들에 대해 동의할 경우에는, 그것을 고무시킨 보수적 정부 개입주의는 단지 특정 시점에만 유용하다는 것을 분명히 했다. 만성적으로 낙후된 지역에서 책임을 회피하는 것은 비르효에게 국가가 공중의 이익을 보건의료개혁의 궁극적인 목표로 생각하지 않는 것을 보여주는 것이었다. 1848년의 상부 실레시아Upper Silesia의 예를 의회에서 반복적으로 언급하며, 비르효는 실레시아와 동 프로이센East Prussia 같이 사회적으로 혜택받지 못한 다른 지역들을 위협하는 감염병과 기아에 맞서기 위해 국가 재정과 의료 지원을 증가시킬 것을 요구했다. 개인 자선에 대한 무책임한 전통적인 옹호

---

227. 인수공통 기생충인 선모충(Trichinella spiralis)에 의해 야기되는 질병. 사람이나 특히 돼지 등 포유류의 근육에 기생하면서, 구토, 열 등을 야기하는 질병.(역자 주)
228. Virchow, 'Offering for Sale of Trichinous Meat', *CEPHE*, trans. L J Rather, vol. 2, 488, 489-90; Petra Tiarks-Jungk, 'RudolfVirchows Beiträge', 84-9
229. *SBHA* 5 Apr. 1875, 959-60 (for quotation); 3 Mar. 1866, 1218-21 (Virchow)

대신, 국가는 지역 원조의 부족 문제를 해결하기 위해 노력해야 한다고 하였다. "스스로 문제를 해결하라는 것은 지역에 대한 지원의 불충분함과 지역 역량의 부적절함을 보여주는 가장 확실한 표식이다"라고 주장하면서, 그는 이러한 지역적 대응역량을 일시적으로 망가뜨렸던 '예외적 상황들'에 대한 신속한 대응을 옹호했다. 중요한 것은, 국가의 대응은 '(그것이) 넘쳐흐르는' 지역들을 피해야 하며, 대신 미래의 재난에 더 잘 대응할 수 있는 지역의 자조 역량을 키우기 위해 씨를 뿌려야 한다는 것이었다. 이는 정부가 그 유일무이한 권력으로 정부 예산의 재분배라는 방법을 통해 지역 간의 거대한 격차를 평준화함으로써, 또한 그러한 제도에 대해 '역사적인 정서'가 잘 발달 되어 있지 않은 낙후 지역들에 있는 지방정부들을 더 잘 육성함으로써, 이루어내야 할 것이라고 했다. 요약하자면, 정부의 적절한 역할은 진정으로 효과적인 '자조self-help'를 보장하는 자유로운 지역 기관들을 육성하는 데 있다는 것이다.[230]

비르효는 여기에서 (지방)정부들이 만성적이고 반복적인 불운을 극복해야 하는 간헐적 기회들에 대해 언급하고 있지만, 그는 또한 책임감 있는 자유주의 정부에 대한 신념을 허술하고 무능력한 일상의 공중보건 조직들에 적용했다. 그는 독일제국의 모든 건강문제를 조정하기 위해 1876년에 만들어진 제국 보건국Imperial Health Office 활동을 비판하는 데 특별히 집중했다. 현장에 따르면, 이 보

---

230. *SBHA* 22 Feb. 1868, 1830-5 (first quotation); 9 Feb. 1875, 144-9 (second quotation); 14 Jan. 1868, 844-7, 858-60; 4 July 1893, 2530-33; 12 Jan. 1880, 852-9, 871 (Virchow)

건국의 권한은 건강문제에 대해 재상에게 조언하는 일, 의료법 제정, 국외 공중보건의 상황 모니터링, 독일제국의 의료 관련 통계를 수집하는 일 등이었다.[231] 1881년 비르효는 이 보건국이 그러한 의무에 부응하지 못하고 있다고 비판했다. 그는 이 조직의 설립 이래, 직원들은 실용적인 입법적 제안들을 준비하는 단순한 업무 대신, 최첨단 의학의 조사에만 매달렸다고 주장했다. 실제로 그곳에서 발행된 보고서들에는 의학저널에나 실리면 좋을 내용의 저자명도 없이 논란이 되는 과학 논문들이 실려 있었다. 이론 수준에 머무는 것들에 대한 유혹으로 인해 정작 공중보건 행정에 효과적인 실천적 활동들에 대해서는 간과하고 있다는 것이다.[232]

위아래 할 것 없이, 모든 보건행정 기관들이 이와 비슷한 무책임함을 보였다. 비르효에게 있어 자유주의 국가란 합리적이고 효율적으로 과업을 수행하는 책임 있는 행정부를 의미했으며, 그는 1895년 말까지 "우리 독일제국은 정책을 수행할 때 참조할 수 있는 정돈된 일련의 법률들을 가지고 있다고 할 수 없다"고 주장했다.[233]

그는 적절한 정부 조직은 반드시 집행력을 가진 의학 지식과 결합되어야 한다고 주장했다. 의사들은 법학자를 대신하여 공중보건기구들 책임자 역할을 해야 한다고 하였다. 구체적으로 그들은 정치적 '외압'으로부터 예외가 되어야 하며, 공중보건 전체 조직

---

231. Pistor, *Deutsches Gesundheitswesen*, 4-11

232. *SBR* 13 May 1884, 572-4; 2 Dec. 1881, 172-4; *SBHA* 17 Mar. 1898, 1570-73 (Virchow)

233. *SBHA* 25 June 1895, 2465-8 (Virchow)

은 문화부Cultural Ministry에서 내무부Interior Ministry 산하로 전환하여야 한다고 하였다. 이러한 전환은 의료가 문화부 하에서 겪었던 '고해성사 식confessional' 편견들을 제거할 뿐 아니라, 또한 '현재 의료행정 조직에게 절대적으로 필요한' 이른바 강력한 행정력을 제공할 수 있을 것이라는 것이다.[234] 수의학 영역에서 이루어진 이러한 조직적 개선은 육류의 위생감시와 동물 전염병 예방에서 과학과 행정력의 긴밀한 협조가 가능함을 보여주었다.[235]

비르효는 광역과 기초 지역 수준 공중보건 조직들에 대해 특별한 관심을 기울였다. 1868년에 그는 구체적인 개혁안을 제시했는데, 여기에서 그는 프로이센 지역 공중보건 당국regional public health authorities의 전통적인 과제들은 근대 시대modern times에 대한 재정의가 필요로 함을 역설했다.[236] 비르효에게 (부검을 실시하고 법정에 전문가적 의견을 제공하는 일과 같은) 프로이센 정부소속 의사들의 관례적 의무들은 점점 더 시대착오적인 것으로 여겨졌다. 국가는 법의학forensic medicine으로부터 '의료경찰medicinische Polizei'로 중심을 이동함으로써 자원을 더 잘 할당할 수 있었는데, 독일어로 'Polizei'란 단지 법률 집행을 말하는 것이 아니라 국가 전

---

234. *SBHA* 25 June 1895, 2465-8; 13 Mar. 1901, Spalte 3313-19; 7 Mar. 1898, 1223-6; 7 May 1897, 2532-6 (Virchow)

235. *SBHA* 17 Mar. 1898, 1570-73; 13 Mar. 1901, Spalte 3313-19; 25 June 1895, 2465-8 (Virchow). 군사의학은 또 다른 예이다. 비르효는 이러한 영역들이 둘 다 정치적 이유들- 대형 농장주들을 위한 수의학과 명백한 이유로의 군사적인 부분으로 특별한 관심을 받았다는 것을 암시했다.

236. *SBHA* 27 Jan. 1868, 1173-8 (Virchow). For his proposal, see *SBHA* Antrag #204 for 1867 session

체 하위 규제 장치들을 말하는 것이었다. 의료경찰은 식품과 의약
품의 판매 규제, 예방접종 사업 감독, 의료통계 수집, 가정과 사업
장 검역, 감염병 확산 모니터링 소독과 위생 조치의 감독 등을 수
행했고, 일반적으로 보건의료 관련 법률 및 행정명령이 실효성을
갖도록 집행했다.[237] 더 큰 시행 역량을 가지기 위한 이러한 방향전
환을 이루어내고자, 비르효는 두 층의 형태two-tiered의 조직개혁
을 주장했다. 먼저 광역지역수준regional level에서는, (지역의 '위생위
원회들'과 같이) 의료경찰 기능을 가진 정부 의료위원회가, 공중보건
문제에 대한 단순 자문이나 법의학에 집착하여 유명무실해진 지역
의과대학을 대치하게 하는 것이었다.[238] 기초지역수준local level에
서 그는 지방 내과의Kreisphysikus와 지방 외과의Kreiswundarzt[239]의
사무실을 경찰 당국police authority 산하에 하나로 통합시키는 것을
선호했는데 이는 단지 한 명의 공무원이 그 일을 하는 데 필요했
기 때문이 아니라, 그가 두 배의 보수를 받을 수 있었기 때문이었
다. 이렇게 가장 낮고 힘이 없는 공중보건 관료[240]는 상급조직인 프

---

237. Goltdammer, 'Medizinalwesen', in Dammer, *Handwörterbuch der Gesundheitspflege*, 556-
64; Pistor, *Deutsches Gesundheitswesen*, 163; Albert Guttstadt, *Deutschlands Gesundheitswesen*
(Leipzig: Georg Thieme, 1890), 47-50

238. See Pistor, *Deutsches Gesundheitswesen*, 155-63, on the functions of the Provinzial-
Medizinal-Kollegien and the Regierungs-Medizinal-Räthe

239. Huerkamp, *Der Aufstieg der Ärzte im 19. Jahrhundert* (Göttingen: Vandenhoeck &
Ruprecht, 1985), 167-77; Pistor, *Deutsches Gesundheitswesen*, 152-63. 지방 보건관리들은 의료
경찰 업무들과 직업적 면허취득과 사적 의사들(private physicians)의 시험에 관한 사항들 모
두를 감독할 책임이 있었으며, 이는 아래에서 논의될 것이다.

240. 1816년 지방 내과의(*Kreisphysiker*)는 약 200 탈러(Taler: 600 마르크)를 받았으며, 1872
년에도 역시 300 탈러(900 마르크)를 받았다. 1902년에서 1904년까지 그들의 보상을 개선
하고자 하는 시도들은 성공하지 못했고 그들은 형편없는 대우를 받았다. See Huerkamp,
Aufstieg, 168, 171, 174

로이센과 독일 정부에서 나오는 모든 실질적인 규제의 효과에 의존했다. 1870년대에 비르효는 프로이센 입법부의 예산위원회에 영향력을 행사하여 지방 의사들에게 더 높은 봉급을 주도록 계속 압박했다. 왜냐하면 그는 "정부가 사적인 관행에 의지하지 않아도 될 만큼 충분히 안전한 생활여건을 가진 관리들을 임명할 의무가 있다고 확신하고 있었기" 때문이며, 그렇게 함으로써 이들은 자유롭게 '국민의 이익에 필요한 효과적인 공중보건(행정)을 수행할 것'이기 때문이다.[241]

하지만 정부는 비르효의 공중보건 개혁을 실행하지 않았다. 1872년, 그것이 할 수 있었던 최선의 조치는 지방 의사들, 공중보건 요원들에게 약간의 봉급을 인상을 제공하고, 그들의 열차 이용 비용과 그들의 임무 수행에 드는 비용들 몇 가지를 보전해 준 것이 전부였다.[242] 대부분의 현재 사람들의 의견에 따르면, 독일에서는 지나치게 이론적이며, 조직적이지 못한 공중보건 행정이 19세기 내내 개혁의 걸림돌이 되었다.[243] 보수적 국가 개입주의는 비르효가 주창했던 조직 개혁의 핵심에 전혀 관심을 가지지 않았다.

---

241. *SBHA* 28 Feb. 1873, 1285-8 (for quotation); 13 Feb. 1872, 758-60, 762-4; 8 Feb. 1878, 1705-6 (Virchow). 그들의 변변찮은 월급들로 인해, 많은 지방의사들(Kreisärzte)은 사실 부수입을 위해 사적 진료로 돌아섰다. See Huerkamp, *Aufstieg*, 171

242. See Gesetz-Entwurfpromulgated on 1 April 1872 (*SBHA* Drucksache #143)

243. See, for example, A Gottstein, 'Die staatliche Organisation des Sanitätswesens', in George Stockhausen (ed.), *Das Deutsche Jahrhundert in Einzelschriften* (Berlin: F Schneider, 1902), vol. 2, 236-51

의료전문직과 국가에 대한 의존

The medical profession and its dependence on the state

지방 의사들에게 권한을 부여하는 것에 대한 비르효의 관심은 풀뿌리 수준에서 의미 있는 공중보건 개혁을 수행할 수 있는 국가의 능력을 향상시키는 것을 목표로 했다. 그러나 순전히 정부 보건 의료 프로그램만으로는 공공부문 정부 의사들을 그들의 네트워크 안에 붙잡아 둘 수 없었다. 예방접종사업에서 정부는 접종 허가를 받은 준-공무원 의사들quasi-official doctors에 의존했으며[244] 질병보험기금의 지역 기금 관리자들은 보험에 가입한 노동자들에게 의료서비스를 제공하기 위해 준민간 의사들semi-private physicians과 계약했다.[245] 가장 중요한 것은, 인구의 계속된 의료화로 인해 규모와 영향력이 커지고 있는 민간 의사들에 대한 검사, 면허발부, 단속에 대한 결정의 중요성이 점차 커지고 있었다는 것이다. 1827년에서부터 1887년까지 국가가 고용한 의사의 비율은 49%에서(1,919명 중) 12%(15,824명 중)까지 떨어졌다.[246] (민간) 의료전문직과 정부 간의 관계 발전은 동등한 위치에서 이루어지는 자유 협상 방식으로 진행되지 않았다. 거의 자율적으로 국가의 영향력이 커졌던 미국과는 달리[247] 독일에서 227개 전문직종의 통합은 국가의 지도와 방

---

244. Huerkamp, 'Smallpox Vaccination', 621-4, 631

245. Huerkamp, *Aufstieg*, 194-240 (also see below)

246. For the 1827 statistic: Huerkamp, 'Ärzte und Professionalisierung in Deutschland', Geschichte und Gesellschaft 6 (1980): 361; for 1887, Pistor, *Deutsches Gesundheitswesen*, 40-41

247. See Paul Starr, *The Social Transformation of American Medicine* (New York: Basic

침 아래 이루어졌다. 비르효에게 있어서는 이렇게 얽히고설켜 때
때로 험악한 관계가 되는 것이 잘못된 보수적 국가 개입주의 가장
큰 어려움이었다. 그는 의회에서 그가 억압적이며 비자유주의적
체계라고 믿었던 것으로부터 의료전문직을 해방시키는 활동에 특
별한 관심을 가졌다.

1848-1849년 의료개혁 운동 이후에도 의료전문직에 대한 국가
의 가부장적인 관계는 조금도 수그러들지 않고 계속되었다. 1852
년, (정부는) 마침내 전통적 의사들에게 내과 수술에서부터 산과에
이르기까지 모든 의료 영역에서 진료할 권리를 부여했다.[248] 이 법
은 의사전문직의 권익 개선을 정부 사업과 연계시켜 성공을 이루
어낸 선례를 남겼고 많은 의사로부터 지지받았다. 비르효는 국가
의 지도 감독에 반대했던 소수파 중 두드러진 활약을 했다. 1860년
에 그는 적어도 1848-1849년 이래 자유주의적인 성향을 고수했던
베를린 의사회Berlin Medical Society를 이끌면서, 의사들에게 강요된
의학적 처치를 요구하는 '비자격 의사 금지법anti-quackery laws'[249]
과 조항에 의한 부담스런 국가 간섭의 중단을 요구했다.[250] 북독일

Books, 1982). On Virchow's particular praise for American freedoms for the medical profession, see SBR 15 Mar. 1892, 4753 (Virchow)

248. Huerkamp, 'Äerzte', 359-60

249. 원문의 'quacks'는 통상 '돌팔이 의사'로 번역되나, 의사면허 제도가 자리 잡기 이전의 의사들을 무조건 '돌팔이 의사'라 칭하는 것이 이 책의 맥락에서 적절하지 못하다. 따라서 이 책에서는 'quacks'를 '비자격 의사'라는 상대적으로 가치 중립적인 단어를 사용했다. 하지만 원저에서 'quacks'가 '비자격 의사'를 뜻하기도 하고 어떤 때에는 실제로 '질 낮은 치료요법 사' 등과 같은 의미로 사용될 때도 있어 이해서 문장의 맥락을 고려할 필요가 있다.(역자 주)

250. H Bläsner, 'Die standespolitischen Diskussionen in der Berliner Medizinischen Gesellschaft', cited in Huerkamp, 'Ärzte', 363-4

연합North German Union(독일제국의 전 단계)의 성립 이후, 베를린 의사회의 정치적 영향력은 그 대표자 중 한 명이 이러한 요구를 공식적으로 수용하도록 성공적인 조직적 활동을 할 수 있게 했다. 1869년에 독일의회Reichstag 대의원 로웨Loewe(비르효는 이 시기에 의원이 아니었다)는 의료 개혁가들의 '비자격 의사금지법'에 주장을 되풀이하면서, 독일에서 사실상de facto 오랫동안 획득해왔던 자유로운 경쟁의 조건들을 정식de jure으로 인정하고, 비효율적이고 형편없는 진료를 하는 비자격 의사들의 진료를 금지할 것을 요구했다.[251] 그해 말 독일거래법German Trade Ordinance은 의료를 비규제 거래로 분류했고, (그 대신) 주 정부의 면허를 가진 의사들을 법적으로 보호를 위해 그들에게만 '의사Arzt'란 칭호를 사용할 수 있는 특권을 주었다.[252] 의사들이 여전히 잘 조직되어 있지 않았기 때문에, 전문직에 대한 이의 제기는 거래법령Trade Ordinance 이후 여러 해가 지나도록 특별한 것이 없었다. 전통적 의사들로 하여금 자연치유사, 동종요법사, 단순한 돌팔이 의사와 자유로운 경쟁을 두렵게 만들었던 바로 그 조직적 미성숙함은 또한 베를린 의사협회 내 비르효의 조직에 대한 명백한 반박을 불가능하게 만들었다. 그러나 마침내 1873년, 전체 의료전문직을 위한 대표 조직을 조직하고 공식적인 규제를 통해 의료전문직의 이해를 옹호한다고 천명된 목표 하에 독일의사연합German Union of Medical Societies이 창설되었다. 7년

---

251. 베를린 의료사회의 회의록들과 그 속에서 비르효의 역할에 대해서는 다음을 참조할 것. *BKW* 6 (1869): 14 7, 156, 53 5. On Loewe's speech, *SBR* 4 Apr. 1869, 303-5 (Loewe)

252. Pistor, *Deutsches Gesundheitswesen*, 11-13

후 연합은 거래법령상 관련 조항들의 폐기를 통해 의료 행위에 대한 재규제re-regulation를 명시적으로 요구했다.[253] 1882년, 연례회의에서 연합 대표들은 전문적 의견의 지배적 입장을 보다 명확히 하는 '독일의료법의 기본원칙들Fundamentals for a German Medical Ordinance'의 목록 초안을 만들었는데, 그 내용은 의사들의 의료행위 관련 관행(진료비 징수 포함)의 실제 행사와 관련해서는 거래 자유를 유지해야 하지만, 무책임한 의사들에 대한 규율적 조치들을 포함하는 동료 감독collegial supervision을 통해 (기존의) 무제한 진료를 대체하는 주 정부 제재의료위원회state-sanctioned medical boards에 속해 있어야 한다는 것이다.[254]

이러한 상황의 전개로 인해 비르효는 그 자신이 눈앞의 이익에 급급한 파우스트적 단견이라고 반대하던 것에 대해 그의 전문직을 옹호하는 이상한 입장에 놓이게 됐다. 1880년대 내내 그는 보호규제 관련 법안protective regulatory legislation으로 회귀하자는 의료전문직의 요구에 반하는 조직적 활동을 의회에서 벌였다. 이러한 활동에서, 비르효는 1848-1849년의 주장으로 돌아왔는데, 그것은 사회의 다른 모든 집단처럼 의료전문직도 그 활력이 자유로운 통치free reign 하에 있을 때, 가장 잘 발휘된다는 것이다. 역량 있는 엘리트에 대한 이러한 옹호는 의료전문직의 귀족성과 자비로운 사회

253. Arthur Gabriel, *Die staatliche Organisation des Deutschen Aerztestandes* (Berlin: Adler-Verlag, 1919), 28-9, 55; Huerkamp, 'Ärzte', 366-7

254. 'Grundzüge einer deutschen Ärzteordnung', reprinted in Eduard Graf, *Das ärztliche Vereinswesen in Deutschland und der deutsche Ärztevereinsbund* (Leipzig: F C W Vogel, 1890), 43-5

적 영향력에 대한 그의 믿음에서 나온 것이었다. 1883년에 그는 "나는 나 자신의 직업에서 겪은 경험들에 의해 다소 유혹 받는다"고 인정하기도 했다. 의료 영역에서 그가 이루어낸 영웅적 사업에 대한 찬사는 그를 특권적인 정치적 입지에 대한 권리를 주장하도록 이끌었는데, 왜냐하면, 의사들에게는 '많은 경우, 다른 일반 시민들에 대한 요구를 초과하는' 호혜적 '요구들'이 있다고 보았기 때문이다.[255] 이렇게 높은 도덕적 부담을 안고 있는 의사들은 가능한 국가 규제로부터 면제되어야 하는데, 일반적으로 '의사들은 명예로운 삶에 헌신해오고 있으며' 따라서 규제가 필요하지 않다는 것이다. 확실히, 국가는 의사들이 의료 활동을 하도록 장려했지만, 이러한 영향력은 규제가 아니라 '협조'에 국한되어야 한다고 하였다. 잘 조직된 전문직으로서 역할을 잘 수행하도록 하려는 국가의 관심과 관련하여, 비르효는 의사들의 '지능'과 그들의 '인간적 감정'이 그들 스스로 잘 조직하게 할 것이라고 주장했다.[256] 자유로운 의료전문직에 대해 이렇게 무비판적이고 변함 없는 입장의 고수는 단순한 정치적 도그마를 옹호하는 그의 개인적 경향을 보여주는 분명한 예이다. 그럼에도 불구하고, 이렇게 자유주의적 입장이 수반하는 좌절은 그의 개인적인 단점에서 기인했다기보다는 자유주의 사회과학의 고수에서 비롯됐다. (하지만) 의사 엘리트의 고상하고 자비로운 사회적 역할에 대한 전제 조건으로 직업적 자유를

---

255. *SBHA* 9 Feb. 1884, 1350 (Virchow) (both quotations)
256. *SBHA* 16 Mar. 1893, 956-9; 9 Feb. 1884, 1351 (Virchow)

얻을 수 있는 기회는, 정부의 간섭을 허용하는 쪽으로 더욱 기울어지는 전문직 정치professional politics의 복잡한 역사로 인해 훼손되었다.

1886-1887년, 그는 의료전문직에 대한 국가 규제에 반대하는 싸움에서 첫 번째로 큰 좌절을 경험했다. 그는 의회에서 '길드 같은guildlike' 전문직 조직에 반대하는 발언을 계속하면서, '관료 권력bureaucratic power'에 대한 두려움을 표현하고 있음에도 불구하고,[257] 프로이센 정부는 1869년의 전문 직종에 대한 탈규제 조치 이래 취해온 소극적인 입장을 뒤집을 준비를 하고 있었다. 1887년에 의사연합의 요구에 따라, 1864년 독일 연방의 바덴Baden을 시작으로, 작센Saxony, 브룬스윅Brunswick, 바바리아Bavaria, 뷔르템베르크Württemberg, 헤센Hessen-프로이센Prussia은 의회를 우회하여 국경 내의 모든 의사를 대표하는 의료위원회medical board를 설립하는 포고령을 내렸다.[258] (의료) 위원회들의 구조와 권위는 그 자체로는 주 정부의 영향력을 과대평가하지 않았다. 의사들은 이사회를 주재했고(물론 그들은 선출체계를 만들었다), 주 공무원이 그 회의에 참석하기는 했지만, 동료 의사들에 대한 징계 특권의 남용을 막기 위한 의사 진행에서 투표권을 행사하지는 않았다.[259] 이 조직의 주된 목표는 단지 의사들을 모아 전문적인 문제를 논의하고, 직업적 이

257. *SBHA* 16 Mar. 1886, 1218-21 (Virchow)
258. 'Staatlich anerkannte Standesvertretung', 27 May 1887, reprinted in Guttstadt, *Deutschlands Gesundheitswesen*, 51-60. See Graf, *Das ärztliche Vereinswesen*, 36ff.; Gabriel, *Die staatilche Organisation*, 55-8, 78-81
259. Guttstadt, *Deutschlands Gesundheitswesen*, 52-3

해와 관련하여 통일된 목소리를 내며, 공중보건 관련 문제에 대해 전문가 의견을 관련 공무원들에게 제공하고, 진료 상 어려움을 겪고 있는 의사들에게 공동 기금Umlagerecht(소위 분담기금)에서 재정을 지원하는 것이었다. 그러나 이러한 활동들조차도 그 전문 직종에 주 정부의 지원이라는 정치적 힘이 관여했고, 위원회 설립을 주 정부가 주도했다는 사실만으로도 비르효에게는 받아들일 수 없는 간섭이었다.[260] 그러나 의료위원회를 정말 견딜 수 없게 만든 것은 1890년대에 의료과오를 저지른 의사들에 대한 징계 권한을 연장한 것이다. 1887년의 원래의 법령에서 징계 절차는 잘못을 저지른 의사에게 위원회의 의결권을 주지 않은 것에 국한하였다.[261] 그러나 1892년, 의사협회의 지지 하에[262] 프로이센 의료위원회 대표들로 구성된 위원회는 징계위원회Ehrengerichte에 대한 지지를 선언했는데, 이 위원회의 권한은 여전히 (의사 자격) 박탈과 벌금을 물리는 것에 국한된 것이었지만, 처음으로 준準법적 지위를 누리고 의사들뿐만 아니라 판사와 같은 법률가들도 (위원회에) 참여하게 되었다. 위원회의 투표 결과는 찬성 10표, 반대 2표였는데, 비르효는 그 반대표 중 하나였다.[263] 그해 의회에서 비르효는 '좀 더 길드 같은' 조직이 규율의 집행을 통해 의료계에 대한 독일 대중의 존중을 높일 것이라 믿는 에두아르 그라프Eduard Graf와 같은 조사위원회 지

---

260. *SBHA* 9 Feb. 1884, 1351; 4 Feb. 1899, 337 (Virchow)
261. Guttstadt, *Deutschlands Gesundheitswesen*, 52
262. Huerkamp, *Aufstieg*, 265-7
263. Gabriel, *Die staatliche Organisation*, 105-9

지자들과 격렬하게 대립했다.[264]

그 후 10년간 이어진 논의 기간 비르효는 조사위원회 지지자에 반대하여 베를린 의사협회를 이끌었는데, 12명의 프로이센 의료위 원회와는 대조적인 것이었다.[265] 마침내 1899년, 정부는 대다수의 입법부 지지로 조사위원회tribunals를 설립하는 법안을 공포했다.[266] 비르효는 소수의 징계 사례들로 인한 의사의 명예를 지키기 위해 주 정부가 개입할 필요는 없다면서, 정부의 (의료과오에 대한) 모호 한 정의로 인해 판단이 '임의적'으로 이루어질 것이라고 소수 의견 을 대변해 주장했다. 마지막으로, 그는 홍보, 공개, 토론을 통해 잘 못을 저지른 의사들을 찾아내 문제를 해결하는 의사들의 자유롭고 자유주의적인 연합의 필요성에 대한 자신의 신념을 재차 강조했 다.[267]

비르효는 규율위원회들disciplinary councils이 19세기에 국가를 움직인 개입주의자들interventionist의 비호 아래 발전된 '보수적 전 문직-정부 복합체the conservative professional-governmental complex' 의 토대를 놓았다는 사실을 알아차리지 못했다. 규율적 사법권 disciplinary jurisdiction은 의료전문직의 정치 조직을, 의사와 국 가 모두 관심을 가지는, 통치 권력policing power에 결합시키는 연 계 고리였다. 의사들은 비자격 의사들과 경쟁하지 않기를 원했고,

---

264. *SBHA* 16 Mar. 1892, 956-9 (Virchow)

265. Huerkamp, 'Ärzte', 378; Gabriel, *Die staatliche Organisation*, 126. Gabriel offers an excrutiating, blow-by-blow account of this debate

266. Gabriel, *Die staatliche Organisation*, 138-43; Huerkamp, *Aufstieg*, 265-72

267. *SBHA* 4 Feb. 1899, 337-41 (Virchow)

국가는 의료의 질을 보장한다는 명목으로 개입할 권리를 주장했다. 동시에, 공유된 이익의 아늑한 정치 공간은 1883년 이후 질병보험기금들의 성장에서 보이듯이 심각한 결함을 야기했다. 질병보험의 설립은 19세기 마지막 사반세기에 이루어진 전문직 정치 professional politics의 역사에서 가장 중요한 하나의 발전이었다. 지역 기금들이 의사와 계약을 맺어 의료 치료를 제공할 수 있게 하는 제도의 규정은 두 가지 이해관계가 제국에서 어떻게 얽혀있고 상충되는지 보여주었다.

어떤 사람을 '질병을 가진 환자'로 간주하고, 어떤 치료가 필요한지 결정하는 독점권을 누리는 의사들에 대한 통제를 강화함으로써 비용을 최소화하고자 하는 정부의 보험기금은 기금에 속한 회원들을 치료할 수 있는 의사의 수를 제한하려고 시도했다. 이에 따라 기금관리 의사 자리를 놓고 치열하게 경쟁을 벌였던 의사들은 이런 제약에 항의하면서 환자들을 위한 '자유로운 의사 선택권free doctor choice'을 요구했다.[268] 1900년에 이르러 목소리를 키운 새로운 압력집단으로 소위 라이프치히 동맹Leipziger Verband이 결성되었고, 전문직의 이익을 옹호하고자 의사들은 파업을 벌였다.[269]

마침내 질병보험 관련 논쟁에서 비르효의 최소의 기여가 중요해진 것은 이러한 맥락에서이다. 1891-1892년 두 번의 연설에서 그는 전문직의 위치를 강화하고, 기금에 대한 경쟁을 제한하려고

---

268. Gerd Göckenjan, *Kurieren und Staat machen. Gesundheit und Medizin in der buergerlichen Welt* (Frankfurt: Suhrkamp, 1985), 363-72
269. Huerkamp, Aufstieg, 279ff.; *idem*, 'Ärzte', 375-7

했다.[270] 구체적으로 그는 면허는 없지만 보험금 지급에서 사실상 진료의 권리를 획득한 자연치유사Naturarzte를 인정하는 관행을 종식시킬 것을 주장했다.[271] 그는 1883년 (다른 이유로 개정이 진행 중이던) 법령의 개정에서 무면허 치료자들이 기금에 참여하지 못하도록 할 것을 제안하기까지 했다.[272] 이러한 입장은 국가 지원에 대한 그의 전통적인 반대 입장과는 다른 것으로 보이지만, (비자격 의사에게) 자유로운 진료를 허용했지만, (자격을 가진 의사에게만 부여하는) '의사'라는 명칭은 지켜낸 1869년 규제 철폐 논리를 감안할 때 실제로는 일관된 주장이었다. (다시 말해) 자연치유사들에 대한 그의 반대는 국가는 그러한 (진료의) 자유를 용인해야 하지만, 적극적으로 그것을 허가해서는 안 된다는 그의 전통적인 주장을 따르고 있을 뿐이었다. 그는 만일 국가가 이러한 사례에서 전통적 의사들을 지지하지 못한다면, 이는 '불충한 절차disloyal procedure'가 될 것이며, '주저하는 행동으로 인해 최근에 얻은 의사들의 지위까지 잃어버리게 될 것'이라고 주장했다.[273]

비르효는 자신의 철학에 충실했지만, 그는 그가 참여했던 더 큰 전문직 정치professional politics의 규모를 과소평가했다. (그가 실패

---

270. *SBR* 20 Nov. 1891, 2960-62; 15 Mar. 1892, 4752-5 (Virchow)

271. Reinhard Spree, *Health and Social Class in Imperial Germany*, Stuart McKinnon-Evans (trans.) (Oxford: Berg, 1988), 171-2

272. *SBR* Anlagen, 1890-92 session, 2858 (Eberty and Virchow). 그 안은 실제로 단지 "기술적" 훈련의 일부 형태만을 보유했던 비-자격 의사들에 의한 진료를 단지 "긴급한 위험"의 경우에만 허용했다.

273. *SBR* 15 Mar. 1892, 4753 (Virchow)

했던) 자연치유사들의 배제 청원에서,[274] 그는 '자유주의적' 국가-전문직 관계에 대한 특별한 개념뿐만 아니라, 정부와 의료계 간의 얽히고 불안정한 관계와 연관된 더 큰 정치적 투쟁에도 적절한 주장을 진전시켰다. 정치적 현실 속에서, 그는 비록 자신의 생각과는 달랐지만, 1848년 이전부터 이 협회의 발전을 이끌어왔던 보수적 국가 개입주의에 의존했다. 이러한 사실은 단지 비르효의 국가건강정치의 특징을 결정짓는 적절한 맥락의 결여를 강조하는 데 도움이 될 뿐이다. 공중보건 사안들에서 국가의 무책임성과 허술한 조직화를 비난한 것은, 그가 보험기금이 갖는 전문직에 대한 규제의 정치적 의미를 파악하지 못해 그 후 오랫동안 그러한 규제에 저항해야 했던, 궁극적인 실패와 대조를 이룬다. 그가 비자유주의적 국가의 결점들을 지적하든, 치료하는 직업에 대한 그의 우상화를 보여주든, 비르효는 보수적인 국가 개입주의 풍토에서 그의 자유주의 건강정치liberal health politics가 수용될 수 없다는 것을 입증했다. 국가건강정치의 두 과제인 공중보건과 전문직의 규제는 보건의료 프로그램에 대한 국가의 후원과 자유롭게 구성된 엘리트와의 협력을 강조하는 비르효의 자유주의적 사회과학에 기회를 주었지만, 자유주의가 독일 국가에서 뿌리를 내리지 못하면서, 결국 그 시도는 결실을 맺지 못했다.

---

274. Spree, *Health and Social Class*, 172

제5장

비르효와 독일 자유주의의 유산

Virchow
and the Legacy
of German Liberalism

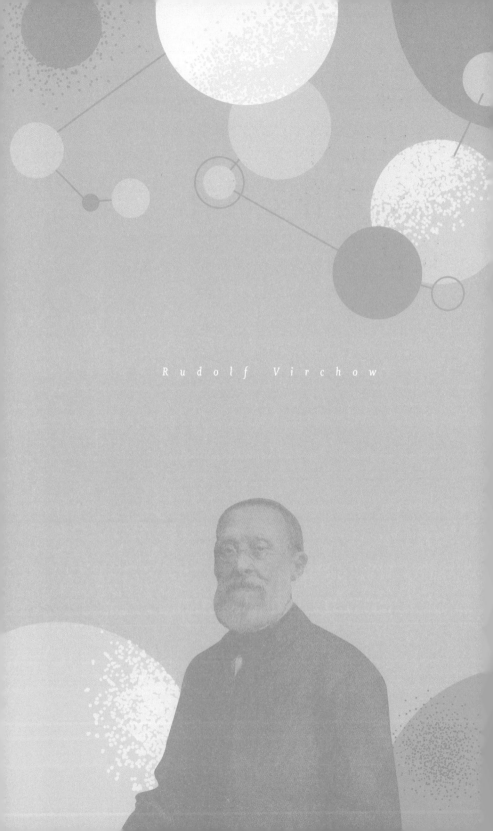

Rudolf Virchow

이전 2세기 동안 (우리는) 개인의 자유, 자유방임 경제laissez-faire economics, 제한적 정부라는 19세기 이념으로부터 복지프로그램, 경제 관리, 국가 개입을 수용하는 21세기 세계관으로서 자유주의란 의미의 심오한 변화를 목격했다. 이러한 발전과정 속에서 루돌프 비르효의 경력은 어떤 빛을 발할 수 있을까? 1848년 초에 그는 사회적 안녕social well-being에 대한 정부의 책임을 고전적인 자유주의와 결합시키는 정치철학을 발전시켰다. 그 후 그는 평생 보건의료 개혁 활동에 이러한 이념의 적용을 시도했다. 그러므로 어떤 이들은 그를 서구 자유주의의 장구한 역사에서 과도기적 인물로, 의료정치의 개혁적 상징으로 간주할 수 있을 것이다. 그러나 이런 식으로 보는 그를 바라보는 독일 자유주의자라 할지라도, 그를 '근대적 진보의 선두주자'라고 보는 경우는 거의 없다. '고전적classical' 자유주의에서 '복지국가' 자유주의welfare-state liberalism로 오랜 기간에 걸친 전이가 이루어진 독일의 역사에서 그 과정을 멈추어 세웠던 엄청난 격변인 '국가사회주의National Socialism'[275]에 대한 언급 없이 그 역사를 논하는 것은 불가능하다. 19세기 독일 자유주의를 현재 복지국가의 씨앗으로 보는 것과는 아주 다르게, 일부 학자들은 이것(19세기 독일 자유주의)의 실패가 나치즘의 융성을 위한 주요 전제 조건 중 하나였다고 간주한다. 그러므로 비르효의 사회적으로 진보적인 철학을 전반적인 독일 자유주의 속으로 편입시키는 나의 구체적인 주장을 무조건 수용하기 전에 자유주의의 복잡한 과거에 대해 논의하는 것이 필요하다.

랄프 다렌도르프Ralf Dahrendorf의 1967년, 다음의 질문은 자유주의의 실패 문제를 구체적으로 보여준다. "왜 독일에서는 그렇게 극소수만이 자유 민주주의 원리를 받아들였는가?" 그의 입장에서 보면, 19세기 자유주의자들은 평등, 다원주의, 갈등 조정의 제도화와 '공적 가치public virtues'에 기반을 둔 정치체계의 구축에 실패했다. 이러한 것들의 결핍은 독일의 산업화 이전의 권위주의적 정치 구조들이 대부분 수정되지 않은 상태로 20세기까지 살아남아 결국 히틀러가 정권을 잡도록 도왔다는 것을 의미한다.[276] 다렌도르프 세대의 많은 학자는 '흠결국가faulted nation'에서의 자유주의적 공모liberal complicity에 대한 그의 기본적인 견해를 지지해

---

275. '국가사회주의'는 국가를 옹호하는 사회주의 혹은 국가에 의한 통제를 사회주의 자체의 특징으로 규정하는 노선을 말한다. 이 사상에서 후에 파시즘, 나치즘이 나왔다.(역자 주)
276. Ralf Dahrendorf, *Society and Democracy in Germany* (New York: W.W. Norton, 1967), esp. 14, 29; also in this vein, Fritz Stern, *The Failure of Illiberalism: Essays on the Political Culture of Modern Germany* (New York: Knopf, 1972)

왔다. 1848년의 혁명에서 자유 민주주의적 야망들이 붕괴되고, 이른바 헌법 분쟁Constitutional Conflict이라 불리는 1862-1866년의 싸움에서 자유주의 진영이 패배한 것이, 자유주의 정치에서 두 가지 결정적인 약점을 드러내었다고 여겨진다. 첫째, 자유주의자들은 한편으로 대중들로부터 충분한 지지를 얻어내고, 다른 한편으로는 반대 세력에 대항하는 효과적인 조직적 활동을 벌이는 데 실패했다. 1848년 혁명에 대한 테오도르 하머로우Theodore Hamerow의 분석에 따르면, 그들의 자유방임주의 경제와 사회적 원칙에 대한 옹호는 길드 특권의 폐지를 통해 큰 손실을 입게 된 장인들을 멀어지게 했고, 그들이 자유주의적 재산권을 희생하려 하지 않음으로써 혁명적 토지수용expropriation과 농업 개혁이 그들의 굶주림에 대한 유일한 해결책이라 믿었던 농부들을 떠나가게 했다.[277] 제임스 쉬한James Sheehan 등은 자유주의 정당이 1862-1866년 비스마르크의 위헌적인 군자금 전용에 대해 강력한 반대 운동을 펼칠 만한 사회적 기반이 부족했다고 주장했다. 상당수 부르주아 정치 조직들이 보인 기대 이상의 지원에도 불구하고 자유주의자들은 여전히 국민Volk의 지지를 잃는 것을 두려워했고, 이로 인해 비스마르크가 그의 불법적 통치를 묵인하는 대가로서 국가 통일national unification을 기정사실화했을 때, 그들은 비스마르크에 굴복하고 말았다.[278] 1860년대와 1870년대 이후 대중 정치의 중요성이 증가

---

277. Theodore Hamerow, *Restoration, Revolution, Reaction* (Princeton: Princeton University Press, 1958), 137-55 (on artisans), 156-72 (on peasants), 173-95 (on the fall of liberalism)
278. Pflanze, *Bismarck*, vol. 1, 326

하면서, 교육수준이 높고 재산을 가진 이들Bildung und Besitz을 대변하는 정당은 엘리트주의적 정치 관념의 뿌리를 결코 완전히 벗어난 적이 없었다. 사실 이 기간 자유주의 정당들의 역사는 전적으로 사회를 대변하려는 주장의 약화에 초점을 맞추기보다는 그들 내부의 분열을 중심으로 더 많이 이야기된다.

독일 자유주의의 두 번째 실패는 더욱 심각한데, 이는 권위주의 국가를 낭만화하려는 그들의 이념적 성향을 가리키기 때문이다. 오토 플란즈Otto Pflanze와 레오나드 크리거Leonard Krieger와 같은 학자에 따르면, 1866년 자유주의자들이 비스마르크에게 그리도 쉽게 무릎을 꿇은 이유는 그의 권력에 대한 그들의 마음 깊숙한 곳에 자리한 찬미 때문이었다.[279] 플란즈는 자유주의 법치국가Rechtsstaat가 아니라 강하고 통일된 비스마르크주의 국가를 선택한 것은 자유주의자들의 국가주의적 성향과 사회적 약점이라는 조건 때문이었음을 시사한다. 1866년에 이루어진 그들의 '투항capitulation'은,

"독일 자유주의 전통이 발달하던 1세기가 넘는 기간 동안 준비되어 왔던 것이었다. 그 기원은 독일 중산층의 성장 지연과, 자유와 권위의 특별한 결합, … 그리고 국가에 대한 헤겔적 신성화와 힘의 낭

---

279. James Sheehan, *German Liberalism in the Nineteenth Century* (Chicago: University of Chicago Press, 1978), esp. 95-107. See also Eugene Anderson, *Social and Political Conflict in Prussia, 1858-1864* (Lincoln, Neb.: University of Nebraska Press, 1954); Hamerow, *The Social Foundations of German Unification, 1858-1871, Ideas and Institutions* (Princeton: Princeton University Press, 1969) and the second volume of this work, *Struggles and Accomplishments* (1972)

만적 미화에 있었다. 자유주의자들은 그들 자신의 제한된 목적과 진정한 지지의 부족, 국력에 대한 욕망의 희생자들이었다. … 그들은 결코 공적 사안들의 관리에 대한 전적인 책임을 목표로 하지 않았다." [280]

(논쟁적이기는 하지만) 대중의 공명이 없는 자유주의자들은, 다음 세기 나치라는 재앙을 가져온, 권위주의적 정치체계에 대한 어떤 방지책 가지지 못한 준헌법적semi-constitutional 구조를 가진 강력한 민족 국가의 품에 안겼다. 매우 도발적인 표현으로, 한스-울리히 웰러Hans-Ulrich Wehler는 자유주의자의 투항에서 비롯된 '허위의 헌법주의sham constitutionalism'를 독일의 위기, 불안정, 궁극적으로 독재에 취약해진 깊은 '구조적' 결함들에 대한 '이념적 보완물ideological complement'로 보았다.[281]

국가사회주의를 향한 이런 일관된 행보의 이미지는 지난 20년간 호된 비난을 받아 왔다. 다비드 블랙번David Blackbourn과 제프 엘리Geoff Eley는 독일제국 정치의 우연적 본성contingent nature을 지나치게 결정된 실패의 과정으로 인식하려는 주장에 반박하려 노력해왔다. 특히 그들은 독일 부르주아지들의 변덕스러움spinelessness이 상위 정치에서 자유주의가 패배한 이유라는 공통된

280. Otto Pflanze, *Bismarck and the Development of Germany* (Princeton: Princeton University Press, 1963); Leonard Krieger, *The German Idea of Freedom: History of a Political Tradition* (Boston: Beacon Press, 1957)
281. Hans-Ulrich Wehler, *The German Empire*, Kim Traynor (trans.) (Oxford: Berg, 1985), 24-6, 55 and *passim*

견해에 이의를 제기한다. 엘리Eley는 중산층과 그들의 이념적 상상력 사이, '개념적 간극conceptual slippage'에 대해 논쟁하는데, 그 간극이란, 자유주의자 계급이라면 가져야 할, 교과서에 실린 일련의 (자유주의) 가치들이 존재하지 않았다는 것이다. 엘리와 블랙번 모두는 특별히 부르주아 정치 공간을 더 구체적으로 살펴보는 작업을 진행했다. 가령 엘리는 부르주아의 실패 대신 '자본주의적 합리성'의 산물로 만들어진 독일 산업주의자들의 반자유주의적인 '우파' 정치로 설명하려 한다. 블랙번은 '조용한 부르주아 혁명silent bourgeois revolution'과, 부르주아 계급이 자유주의 이념과 관련된 상위 정치에서의 헌법적 변화 없이 계급의 이익을 각인시킨 교묘하게 숨겨진 '그림자 사회shadow society'에 더욱 집중하고 있다. 이것은 자유주의 운명에서 부르주아 정치를 분리함으로써, 어느 정도까지는, 자유주의 자체의 강점에 대한 긍정적인 재평가, 특히 문화와 사회의 '그림자' 영역에 대한 공간을 확보하게 되었다.[282] 그러나 더욱 두드러진 것은, 독일 사회에서 '비자유주의적 형태의 부르주아 헤게모니'라는 개념을 회복시키는 경향은 블랙번과 엘리 이후 학자들 사이의 경향이다. 이 학자들의 개입들이 실패한 자유주의에서 부르주아들을 구출하는 한, 그들은 자유주의 자체를 어

---

282. See Konrad Jarausch and Larry Eugene Jones, (eds), *In Search of a Liberal Germany: Studies in the History of German Liberalism from 1789 to the Present* (New York: Berg, 1990); and Dieter Langewiesche, *Liberalismus in Deutschland* (Frankfurt: Suhrkamp, 1988), 아마도 자유주의의 강점들과 약점들을 지방 차원과 국가 차원, 정치뿐만 아니라 문화와 사회 차원에서 탐색한 최고의 일반적 종합이다.

느 정도 곤경에 빠뜨려야 할 것이다.[283]

　나의 접근 방법은 19세기 사회적으로 복잡하고 우발적인 독일 발전 과정에 대한 블랙번과 엘리의 모델과 정치적으로 유사한, 독일 자유주의의 미묘한 역사를 주장하는 것이다.[284] 블랙번과 엘리가 (그들의 비-자유주의를 정치적 계산착오 혹은 도덕적 실수로 간주하는 주장에 대한 보다 정교한 대안으로) 부르주아 정치에서 일정한 '합리성'을 주장하듯이 나는 독일 자유주의를 그 자체의 합리적 역동성rational dynamic의 관점에서 설명하려고 한다. 나는 자유주의자들의 엘리트주의와 국가주의의 포용이 그들의 정치적 소심함이나 이념적 유산 혹은 본질적인 인기 영합에서 비롯된 것이 아니라 독일 정치에서 자유주의 원칙을 적용하는 데 수반되는 구조적 어려움에서 비롯된 것임을 강조하고 싶다. 이러한 구조적 조건이 가장 명확하게 드러나는 것이 헌법에 반하는 현실 정치의 영역이다. '자유주의 사회과학자'의 모델, 특히 비르효의 경력은 사회적 배타성social exclusivity과 국가에 대한 의존reliance upon the state이라는 전통적인 자유주의 문제에 어떤 운율과 이유를 부여하는데, 달리 말해 이

283. See David Blackbourn and Richard J Evans (eds), *The German Bourgeoisie* (London: Routledge, 1991). 가령, 의료사의 영역에서 폴 와인들링Paul Weindling은 독일 의사들의 전문화를 (미래의 부르주아 그룹으로서) 자유주의의 쇠퇴와 '사회적인' 영역에 대한 생물학적 과학의 전문가들로서 그들의 유능함을 확인해주는 우생학과 인종 이념들에 수반되는 등장 모두와 연관시킨다. See his contribution to *The German Bourgeoisie*, 'Bourgeois Values, Doctors, and the State: the Professionalization of Medicine in Germany, 1848-1933', 198-223, as well as his monograph, *Health, Race, and German Politics between National Unification and Nazism, 1870-1945* (Cambridge: Cambridge University Press, 1989)
284. 이러한 방향은 엘리 자신에 의해 그의 '자유주의, 유럽 그리고 부르주아지 1860-1914'에서 옹호되어 왔다. in Blackbourn and Evans, *The German Bourgeoisie*, 293-317

는 좁은 도덕적 용어로 해석되어 온 것이다.

이 연구에서 나는 비르효의 엘리트주의는 오직 선택된 지도자들만이 실질적인 사회개혁을 달성할 수 있다는 믿음에 근거를 두고 있다고 주장해왔다. 초기에 비르효는 이런 관점을 의학적 치료의 인간적이지만 가부장적 실천으로부터 얻었고, 이 관점은 그의 전 생애 동안 유지되었다. 따라서 그가 그의 자유주의적 가치들을 사회정치에 적용했을 때, 그는 사회를 '치유한다'고 생각했는데, 즉 자유, 교육, 번영을 대량으로 급진적으로 투여하여 치유하는 동시에, 유해한 사회혁명으로부터는 보호하는 것이었다. 이런 강력하지만 제한적인 변화에 영향을 미치기 위해서는, 과학적 합리성의 역동적인 에너지들을 계몽주의자이자 활동가인 엘리트들의 안전한 손에 맡겨둘 필요가 있었다. 이런 식으로 볼 때 비르효의 엘리트주의는 사회로부터의 소원함estrangement이 아니라 어떤 형태의 보호자적 지도tutelary guidance를 누려야 한다는 확신을 반영한다. 우리는 이것을, 실레시아에서 '거대한 규모의 의학medicine on a grand scale'를 위해 교육받은 원주민의 리더십에 대한 그의 변호에서 볼 수 있다. 즉, 의사들을 의학적, 직업적 개혁을 통해 '가난한 이들의 자연적 옹호자들natural advocates of the poor'[285]로 만들려는 그의 노력, 베를린 운하에서의 의사 개혁가로서 개인적 활동, 호브레흐트Hobrecht와 위이베Wiebe와 같은 엔지니어들, 그리고 시 의

---

285. 독일어로 "die Natürliche Anwalt"로 직역하면 '자연적 변호사'에 가깝지만, 저자의 표현을 그대로 사용했다.(역자 주)

회 시 당국의 개혁적 일반인들과 함께한 운하화 프로젝트에서 여러 지역 지도자들과 함께한 협력, 그리고 전문직의 자유를 향한 그의 의회에서의 조직적 활동에서 이를 보았다. 이런 모든 사례에서 비르효는 사회적 진보의 기준을 견지하기 위해 엘리트는 강압적이고 중앙 집권화된 국가가 휘두르는 것보다 더욱 광범위하게 확산된 힘을 발휘해야 한다고 믿었다. 자유로운 연합의 자유주의적 모델에 기초한 자기 규율적 의료전문직self-regulated medical profession에 대한 그의 믿음은 이러한 원리의 가장 명확한 적용이다. 그러나 일반적으로, 국가 개입으로부터 자유로운 역량 있는 엘리트를 고무하도록 이끌었던 것은 사회가 스스로의 문제들을 관리할 수 있다는 자유주의적인 믿음이었다.

그러나 정부 권력을 제한하기 위한 조직적 활동을 벌임과 동시에, 비르효는 개혁주의 엘리트와 그들이 고양시키고자 했던 사회 사이의 중재자로 국가의 호출을 이끌었다. 그의 급진적 자유주의radical liberalism, 특히 비스마르크에 대한 확고한 반대는 그가 어떤 권위주의적 충동에도 굴복하지 않았다는 것을 증명한다. 오히려 그는 합리적이고 책임감 있는 정부의 건설을 근대 자유주의의 일차적 사명으로 보았다. 실레시아의 고통을 목격한 후에 비르효는 개인의 자유에 기반을 둔 고전적 자유주의 이념은 개인이 그것을 행사할 물질적인 기초를 누리지 못하는 사회에서는 무용지물이라는 사실을 깨달았다. 그가 꿈꾸던 진보적인 국가는 그 사회의 개입을 통해, 국민을 점진적으로 향상시킴으로써 자유주의적 가치를 철저히 보호하는 것이었다. 이것은 국가가 번영하고 자유주의적인 사회를 촉진하기 위한 책임과 그것을 엄격하게 자유주의적인 방식으로 시행한다는 것 사이의 균형을 이루어야 한다는 것을 의미했다. 1848-1849년, 비르효는 이러한 필요성을 철학적 용어로 선언했고, 혁명 중 반동 세력이 승리함에 따라 진보적인 정부 개혁의 기회를 잃었기 때문에, 그것의 실제 적용에서는 단지 몇 가지 아이디어를 제공할 수 있었을 뿐이었다. 그러나 베를린에서 그는 개혁적 열정에 부합하는 (도시 정부의 형태의) '국가'를 발견했다. 운하화는 사회의 자유로운 발전과 관련하여 부담이 적은 건강 관련 개혁의 이상적 사례였다. 의회에서 그는 진보적인 국가에 대한 그의 이상을 더욱 적극적으로 표방했다. 즉 국가가 지원하는 공중보건에 대한 그의 생각은 빠르게 성장하는 의학을 의료개혁에 적용할 필요성을 강조하는 것이다. 구체적으로 그는 국가권력과 의학지식의 '자유주의적' 조정orchestration의 필요성을 강조했고, 열악한 지역에 대한 책임과 합리적이고 효과적인 행정의 병행 역시 주장했다. 무엇보다, 자유주의 국가를 수립하고 위험한 간섭을 피하는 방법은 독립적인 의료전문직의 열정을 가능한 장려하는 데 있다고 주장했다. 그러나 비르효의 자유주의 국가에 대한 생각이 보수주의적 국가 개입주의의 지배적 이념에 맞닥뜨렸을 때, 그의 국가건강정치national health politics는 무기력하게 쇠락했다.

자유주의 사회과학에 대한 이러한 관점, 그리고 자유주의 원칙, 역량 있는 엘리트와 헌법 국가를 연결하는 논리는, 독일 자유주의의 딜레마를 대부분의 학계가 허락하는 것보다 더 동정적인 방식으로 독일 자유주의의 딜레마를 보여준다. 우선 그것은 자유주의적 입헌주의liberal constitutionalism를 사회안전망과 결합한 2차 세계대전 이후 '사회국가social state'인 조지알스타트Sozialstaat에 대한 독일 자유주의자들의 오랜 공헌을 상기시키게 한다. 독일의 사회적 자유주의social liberalism는 오랫동안 학문적 관심의 대상이 되어왔는데, 바이마르 공화국Weimar Republic의 사회적 분열과 정치적 양극화를 피할 기회를 놓친 것처럼, 또는 더 불온하게는 그 자체로 나치즘으로 가는 길을 열었던 민족주의와 제국주의 이념에 굴복한 운동으로서 이다.[286] 어느 경우든, 이러한 문헌들은 독일 특유의 우려에 사로잡힌 채로 남아 있다. 그러므로 대체적으로 독일이 서구의 사회 자유주의 전체에 미친 영향에 대해서는 거의 주의를 기울이지 않아 왔다. 이와는 대조적으로 다른 영역에서 일하는 역사가들은 독일에서 19세기의 사회적 개혁주의 출발이 얼마나

---

286. 볼프강 몸젠Wolfgang Mommsen의 막스 베버Max Weber의 국가주의적 자유주의에 대한 모순적 논문인 『막스 베버와 독일 정치 1890-1920』(시카고 대학, 시카고 프레스 1984 [1974, 1959])에서 이 부분이 두드러진다. 베버의 동료 프리드리히 노만Friedrich Naumann, 자유개혁주의자 국가 사회주의연맹National-Sozialer Verein의 설립자(그 진보적 이념은 그러나 국가적 사회주의와 혼동되지 않아야 한다)이기도 한 그에 대해 방대한 저작 역시 있다. See Peter Theiner, *Sozialer Liberalismus und deutsche Weltpolitik: Friedrich Naumann im Wilhelminischen Deutschland (1860-1919)* (Baden-Baden: Nomos, 1983); Dieter Düding, *Der National-Soziale Verein, 1896-1903. Der gescheiterte Versuch einer parteipolitischen Synthese von Nationalismus, Sozialismus und Liberalismus* (München: R. Oldenbourg, 1972). Other studies of social liberalism in this period include Klaus Holl and Günther Trautmann (eds), *Sozialer Liberalismus* (Göttingen: Vandenhoeck & Ruprecht, 1986); and Dieter Lindenlaub, *Richtungskämpfe im Verein für Sozialpolitik. Wissenschaft und Sozialpolitik im Kaiserreich vornehmlich vom Beginn des Neuen Kurses bis zum Ausbruch des Ersten Weltkrieges, 1890-1914* (Wiesbaden: Steiner, 1967)

많은 유럽과 미국의 진보적 운동으로 편입되었는지 이제 막 깨닫기 시작했다.[287]

비르효의 생애는 이러한 출발들과 그들에게 영감을 준 20세기 진보주의에서 자유주의적liberal인 것이 특별히 무엇이었는지 보여준다. 그의 활동은 개인의 권리를 보호하고 촉진하려는 욕망, 헌법적 정부, 이성의 우위를 보호하고 사회적 사안들에 개입할 필요성을 결합시켰다. 근대의 진보적 운동들 역시 이러한 틀 안에서 작동하는 한, 그들은 그들의 정치적 기원을 자유주의에 빚지고 있다. 자유주의의 공헌은 대체로 눈에 띄지 않는 것에 대해 더욱 강하게 남아 있는데, 그것은 근대 복지국가가 성공의 증거인 것처럼 이 (자유주의) 원칙들을 신앙의 조항처럼 여기고 있다는 것이다.

비르효의 업적은 사회적 자유주의의 가능성과 문제들 모두를 새롭게 조명한 것이다. 돌이켜 보면, 많은 현재의 복지국가 자유주의자들welfare-state liberals을 괴롭히는 두 가지 악덕의 이름, 즉 기술 관료적 개혁가의 오만the arrogance of the technocratic reformer 혹은 평등주의적 이상주의자의 순진함naivete of the egalitarian idealist을 그에게서 찾기란 어렵지 않다. 그러나 이러한 판단들은 21세기적 사후의 렌즈들을 통해 볼 경우, 그의 업적의 성격을 왜곡시

---

287. 윌리암 하벗 도슨William Harbutt Dawson과 독일 정부에 대한 다른 찬양자들의 저작들 외에도 3장에서 인용했다. 최근 작업을 다음을 참조할 것 Daniel T Rodgers, *Atlantic Crossings. Social Politics in a Progressive Age* (Cambridge: Harvard University Press, 1998), and the earlier intellectual history by James Kloppenberg, *Uncertain Victory. Social Democracy and Progressivism in European and American Thought* (Oxford: Oxford University Press, 1986). Also, Rüdiger vom Bruch (ed.), *Weder Kommunismus noch Kapitalismus. Bürgerliche Sozialreform in Deutschland vom Vormärz bis zur Ära Adenauer* (München: CH Beck, 1985)

킬 수 있다. 특별히 그들은 비르효의 실제 작업에서 과학자와 인본주의가 상호 점검하고 조율하는 방식을 높이 평가하는 것에서 실패한다. 스노우C P Snow가 21세기 지적 생활의 '두 문화'라고 부른 '과학'과 '인문학'은 비르효의 시대에는 훨씬 비적대적이고 상호 이해적인 관계를 가졌다. 그의 자유주의적 사회과학은 이것을 잘 보여주고 있다. 비르효는 문화인류학, 사회학, 경제학 등과 같이 인문학적 탐구와 기술적 분석이 강력하게 서로 수렴하고 경쟁하는 보다 부드러운 사회과학적인 것에는 거의 관심을 보이지 않았다. 이러한 결함이 다른 분야들에 대한 헌신으로 하루에 4시간밖에 자지 못했던 남자에게는 큰 허물이 될 수 없겠지만, 한편으로 그는 두개골들을 측경양각기로 재며 세포들을 현미경들로 꼼꼼히 들여다보는 체질적으로 완고한 경험주의자였다. 그는 판단과 분별, 직관을 가장 필요로 하는 사회비평social criticism의 모호한 과학fuzzy science을 체계적으로 피했다. 의도치 않게, 그는 우생주의자와 인종차별주의 사회사상가들에게 지적 문제intellectual problems의 전체 영역을 양보했다. 그럼에도 불구하고, 그는 독일 의학을 과학적 기초 위에 두는 데 크게 기여했다. 그의 사회과학은 인간의 물질적 문제들material problems을 간과하지 않았다. 그의 의료정치가 부정할 수 없는 가치의 실질적 개혁들에 영감을 주었다는 점에서, 그의 위치는 보다 인간적인 서구 자유주의humane Western liberalism의 발전사에서 확고하다 할 것이다.

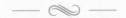

Bibliography

Primary sources

UNPUBLISHED MATERIALS

Nachlaß Rudolf Virchow. Zentrales Archiv, Akademie der Wissenschaften. Berlin. (Virchow papers)

COLLECTED WORKS

Virchow, Rudolf. *Collected Essays on Public Health and Epidemiology (CEPHE)*. 2 volumes. Edited and translated by L J Rather. Canton, Mass.: Watson Publishing International, 1985

Works cited in the text:

'Canalization or Removal?', vol. 2, 221-66
'Expert Opinion on the Most Effective Method of Disposing of Human Wastes in Berlin', vol. 2, 193-220
'General Report on the Findings of the Municipal Mixed Committee for the Investigation of Problems Relating to Canalization and Removal of Wastes', vol. 2, 267-401
'Offering for Sale of Trichinous Meat', vol. 2, 488-90
'Report on the Typhus Epidemic in Upper Silesia', vol. 1, 205-319

————. *Letters to His Parents,* 1839 to 1864. Translated by L J Rather. Canton, Mass.: Watson Publishing International, 1990

———— and R Leubuscher, eds. *Die medicinische Reform (MR).* 52 volumes. Collected by Christa Kirsten and Kurt Zeisler. Berlin: Akademie-Verlag, 1983

Works in MR by Virchow cited in the text:

'Das Medizinal-Ministerium', 9-11, 13-16
'Der Armenarzt', 125-7
'Der medicinische Congress', 117-19
'Der Staat und die Aerzte', 213-15, 217-18, 221-3, 225-7, 229-30
   'Die Anstellung von Armen-Aerzten', 185-7, 189-90, 193-4, 202-203
    'Die Enthüllungen über den ärztlichen Congress', 249-50, 253-4, 257-8
'Die Lage der Medicinal-Reform', 173-4
'Die medicinische Verwaltung', 261-2
'Die öffentliche Gesundheitspflege', 21-2, 37-40, 45-7, 53-6
'Radikalismus und Transaktion', 93-5
'Schluss', 273-4
'Was die "medicinische Reform" will', 1-2

Works in MR by other authors cited in the text:

Leubuscher, Rudolf. 'Die Associationen der Aerzte', 178-9
————. 'Zur Reform der Sanitätspolizei', 11-12, 47-9
Riedel. 'Polizeiliche Knechtung des ärztlichen Standes', 197
Loffler, F. 'Ueber medicinische Pfuscherei und Polizei', 79-80

————. *Rudolf Virchow und die deutschen Naturforscher-versammlungen.* Edited by Karl Sudhoff. Leipzig, 1922

Parliamentary proceedings

Stenographische Berichte über die Verhandlungen des Landtages, Haus der Abgeordneten (SBHA)

Stenographische Berichte über die Verhandlungen des Reichstags (SBR)

See also the work by Anja Thybusch (below), which catalogues Virchow's parliamentary speeches

Other Sources

'Actenstücke über die Entwässerung Berlins, der Stadtverordneten-versammlung vorgelegt'. *DVföG* 4 (1872): 456-86

Berlin, Magistrat. *Bericht über die Gemeinde-Verwaltung der Stadt Berlin in den Jahren 1861 bis 1876*. 3 volumes. Berlin: Julius Sittenfeld, 1880

Boerner, Paul. *Bericht über die Allgemeine deutsche Ausstellung auf dem Gebiete der Hygiene und des Rettungswesens*. 3 volumes. Breslau: Schottlaender Verlag, 1885

————, ed. *Hygienischer Führer durch Berlin*. Berlin, 1882.

Dammer, O. *Handwörterbuch der Gesundheitspflege*. Stuttgart: Ferdinand Enke, 1891

Dawson, William Harbutt. *Bismarck and State Socialism*. London: Swan Sonnenschein, 1890

————. *Municipal Life and Government in Germany*. London: Longmans, Green, and Co., 1914

'Die Canalisirungsfrage'. *DVföG* 4 (1872): 165-7

Die öffentliche Gesundheitspflege der Stadt Berlin. Berlin: August Hirschwald, 1890

Gabriel, Arthur. *Die staatliche Organisation des Deutschen Aerztestandes*. Berlin: Adler-Verlag, 1919

Gesundheitsamt, Kaiserliches. *Das Deutsche Reich in gesundheitlicher*

und demographischer Beziehung. Berlin: Puttkammer &
Mühlbrecht, 1907

Gottstein, A. 'Die staatliche Organisation des Sanitätswesens'. In George
Stockhausen, ed. *Das Deutsche Jahrhundert in Einzelschriften*. 2
volumes. Berlin: F. Schneider, 1902

Graf, Eduard. *Das ärztliche Vereinswesen in Deutschland und der
deutsche Aerztevereinsbund*. Leipzig: F C W Vogel, 1890

Guttstadt, Albert. *Deutschlands Gesundheitswesen*. Leipzig: Georg
Thieme, 1890

Hobrecht, James. *Die Canalisation von Berlin*. Berlin: Ernst and Korn,
1884

——. 'Zur Canalisation von Berlin'. *DVföG* 4 (1872): 641-51

Kastan, Isidor. *Berlin wie es war*. Berlin: Rudolf Mosse, 1919

"Kritische Besprechungen'. *DVföG* 3 (1871): 297-9

Liebig, Justus von. *Die Chemie in ihrer Anwendung auf Agricultur und
Physiologie*. 2 volumes. Braunschweig: Friedrich Vieweg, 1865

Neumann, Salomon. *Die öffentliche Gesundheitspflege und das
Eigenthum* [1847]. Excerpted in Hans-Ulrich Deppe and Michael
Regus (eds.), *Seminar: Medizin, Gesellschaft, Geschichte*.
Frankfurt: Suhrkamp, 1975

Pettenkofer, Max von. 'The Value of Health to a City'. Translated by
Henry Sigerist. *Bulletin of the History of Medicine* 10 (1941): 487-
503, 593-613

Pistor, M. *Deutsches Gesundheitswesen*. Berlin: Julius Springer, 1890

Pollard, James. *A Study in Municipal Government. The Corporation of
Berlin*. Edinburgh: Wm. Blackwood & Sons, 1894

Posner, C. 'Zur Geschichte des ärztlichen Vereinswesens in Berlin', *BKW*
30 (1893): 1230-31, 1257, 1271

Reclam, Carl. 'Die heutige Gesundheitspflege und ihre Aufgaben'. *DVföG*
1 (1869): 1-4

*Reinigung und Entwässerung Berlins. Einleitende Verhandlungen
und Berichte über mehrere auf Veranlassung des Magistrats
der Königlichen Haupt- und Residenzstadt Berlin angestellte
Versuche und Untersuchungen*. 13 volumes. Berlin: August

Hirschwald, 1870

Silk, A E. *A Report on the Drainage and Sewerage System of the City of Berlin.* Calcutta: Bengal Secretariat Press, 1894

Skzeczka, C. *Generalbericht über das Medizinal- und Sanittswesen der Stadt Berlin.* Berlin: A W Hahns, 1882

'Taktik der Berliner Abfuhrmänner'. *DVföG* 4 (1872): 656-7

Virchow, Rudolf. *Die Anstalten der Stadt Berlin für die öffentliche Gesundheitspflege und den naturwissenschaftlichen Unterricht.* Berlin, 1890

———. *Die Cellularpathologie.* 4th ed. Berlin: Hirschwald, 1871

———. 'Die Epidemien von 1848'. *Archiv für pathologische Anatomie und Physiologie und für klinische Medicin* 3 (1848): 5-10

———. 'Eröffnungs- und Begrüssungsrede des X. internationalen medicinischen Congresses'. *BKW* 32 (1890): 722ff

———. *Die Freiheit der Wissenschaft im modernen Staat.* Berlin: Wiegandt, Hempel & Parey, 1877

———. *Sämtliche Werke in 71 Bänden.* Edited by Christian Andree. Berlin: Blackwell Wissenschafts-Verlag, 1992ff

———.'Ueber Städtereinigung und die Verwendung der städtischen Unreinigkeiten'. Separatabdruck from *DVföG* 15 (1883): 1-21

Wiebe, Eduard. *Über die Reinigung und Entwässerung Berlins.* Berlin: Ernst and Korn, 1861

Wiener, David. *Handbuch der Medizinal-Gesetzgebung des Deutschen Reichs und seiner Einzelstaaten.* 4 volumes. Stuttgart: Ferdinand Enke, 1883

Secondary works

Ackerknecht, Erwin. 'Beiträge zur Geschichte der Medizinalreform von 1848'. *Sudhoffs Archiv für Geschichte der Medizin* 25 (1932): 61-109, 113-83

———. *Rudolf Virchow: Doctor, Statesman, Anthropologist.* New York: Arno Press, 1981 [1953]

Anderson, Eugene N. *The Social and Political Conflict in Prussia 1858-1864*. Lincoln University of Nebraska Press, 1954

Bauer, Arnold. *Rudolf Virchow*. Berlin: Stapp, 1982

Blackbourn, David and Geoff Eley. *The Peculiarities of German History*. Oxford: Oxford University Press, 1984

Blackbourn, David, and Richard J. Evans, eds. *The German Bourgeoisie*. London: Routledge, 1991

Boyd, Byron. 'Rudolf Virchow. The Scientist as Citizen'. Ph.D. Diss., University of North Carolina, 1981

Bruch, Rüdiger vom, ed. *Weder Kommunismus noch Kapitalismus. Bürgerliche Sozialreform in Deutschland vom Vormarz bis zur Ära Adenauer*. München: C H Beck, 1985

Bußmann, Walter. 'Rudolf Virchow und der Staat'. In H Berding, ed. *Vom Staat des Ancien Régime zum modernen Parteistaat*. München, 1978

Dahrendorf, Ralf. *Society and Democracy in Germany*. New York: W W Norton, 1967

Düding, Dieter. *Der National-Soziale Verein, 1896-1903. Der gescheiterte Versuch einer parteipolitischen Synthese von Nationalismus, Sozialismus und Liberalismus*. München: R Oldenbourg, 1972

Eisenberg, Leon. 'Rudolf Ludwig Karl Virchow, Where Are You Now That We Need You?', *American Journal of Medicine* 77 (1984): 524-32

Eley, Geoff. 'Liberalism, Europe, and the Bourgeoisie, 1860-1914'. In Blackbourn and Evans, eds., *The German Bourgeoisie*. 293-317

Evans, Richard J. *Death in Hamburg*. London: Penguin Books, 1990 [1987]

Finkenrath, Kurt. *Die Medizinalreform*. Leipzig: Johann Ambrosius Barth, 1929

Fischer, Alfons. *Geschichte des deutschen Gesundheitswesens*. 2 volumes. Berlin: Kommissionsverlag von Oscar Rothacker, 1933

Frevert, Ute. *Krankheit als politisches Problem*. Göttingen: Vandenhoeck & Ruprecht, 1984

Göckenjan, Gerd. *Kurieren und Staatmachen. Gesundheit und Medizin in der bürgerlichen Welt*. Frankfurt: Suhrkamp, 1985

Hamerow, Theodore. *Restoration, Revolution, Reaction*. Princeton:

Princeton University Press, 1958

——. *The Social Foundations of German Unification 1858-1871*. 2 vols. Princeton: Princeton University Press, 1969-1972

Heffter, Heinrich. *Die deutsche Selbstverwaltung*. Stuttgart: K F Koehler, 1950

Hofmann, Wolfgang. 'Preußische Stadtverordnetenversammlungen als Repräsent ativ-Organe'. In Jürgen Reulecke, ed. *Die deutsche Stadt im Industriezeitalter*. Wuppertal: Peter Hammer, 1978

Holl, Klaus, and Günther Trautmann, eds. *Sozialer Liberalismus*. Göttingen: Vandenhoeck & Ruprecht, 1986

Huerkamp, Claudia. 'Aerzte und Professionalisierung in Deutschland'. *Geschichte und Gesellschaft* 6 (1980): 349-82

——. *Der Aufstieg der Aerzte im 19. Jahrhundert*. Göttingen: Vandenhoeck & Ruprecht, 1985

——. 'The History of Smallpox Vaccination in Germany: A First Step in the Medicalization of the German Public'. *Journal of Contemporary History* 20 (1985): 617-35

Jarausch, Konrad, and Larry Eugene Jones, eds. *In Search of a Liberal Germany: Studies in the History of German Liberalism from 1789 to the Present*. New York: Berg, 1990

Jahns, Christa-Maria. *Rudolf Virchow: Auswahlbibliographie*. Berlin: Universitts bibliothek, 1983

Jütte, Robert, ed. *Geschichte der deutschen Aerzteschaft. Organisierte Berufs- und Gesundheitspolitik im 19. und 20. Jahrhundert*. Köln: Deutsche Ärzte-Verlag, 1997

Kloppenberg, James. *Uncertain Victory. Social Democracy and Progressivism in European and American Thought*. Oxford: Oxford University Press, 1986

Krieger, Leonard. *The German Idea of Freedom: History of a Political Tradition*. Boston, 1957

Kroger, Gertrud. *The Concept of Social Medicine ... in Germany*. Chicago: Julius Rosenwald, 1937

Ladd, Brian. *Urban Planning and Civic Order in Germany, 1860-1914*. Cambridge: Harvard University Press, 1990

Lammel, Hans-Ulrich. 'Virchow contra Koch?', Zeitschrift für die gesamte
　　Hygiene 28 (1982): 206-10

Langbein, Fritz. 'Der Werdegang der Berliner Stadtentwässerung'. In
　　Hermann Hahn and Fritz Langbein, eds. *Fünfzig Jahre Berliner
　　Stadtentwasserung, 1878-1928.* Berlin: Metzner, 1928

Langewiesche, Dieter. *Liberalismus in Deutschland.* Frankfurt: Suhrkamp,
　　1988

Lindenlaub, Dieter. *Richtungskämpfe im Verein für Sozialpolitik.
　　Wissenschaft und Sozialpolitik im Kaiserreich vornehmlich
　　vom Beginn des Neuen Kurses bis zum Ausbruch des Ersten
　　Weltkrieges, 1890-1914.* Wiesbaden: Steiner, 1967

Light, Donald, ed., Political Values and Health Care: the German
　　Experience. Cambridge: MIT Press, 1986

Lubowitzki, Jutta. *Der Hobrechtplan. Probleme der Berlin Stadt-
　　entwicklung.* Berlin, 1990

Machetanz, Helga. 'Die Duell-Forderung Bismarcks an Virchow im Jahre
　　1865'. Med. Diss., University of Erlangen-Nürnberg, 1977

Mazzolini, Renato. *Politisch-biologische Analogien im Frühwerk Rudolf
　　Virchows.* Translated by Klaus-Peter Tieck. Marburg: Basilisken-
　　Presse, 1988

Mommsen, *Wolfgang. Max Weber and German Politics 1890-1920.*
　　Chicago: University of Chicago Press, 1984 [1974, 1959]

Pflanze, Otto. *Bismarck and the Development of Germany.* Princeton:
　　Princeton University Press, 1963

Pridian, Daniel. 'Rudolf Virchow and Social Medicine in Historical
　　Perspective'. *Medical History* 8 (1964): 274-8

Rodgers, Daniel T. *Atlantic Crossings. Social Politics in a Progressive
　　Age.* Cambridge: Harvard University Press, 1998

Rosen, George. 'What is Social Medicine?', *Bulletin of the History of
　　Medicine* 21 (1947): 674-733

Schipperges, Heinrich. *Rudolf Virchow.* Reinbek bei Hamburg: Rowohlt,
　　1994. Schwalbe, Julius. *Virchow-Bibliographie,* 1843-1901. Berlin:
　　Georg Reimer, 1901

Sheehan, James. *German Liberalism in the Nineteenth Century.* Chicago:

University of Chicago Press, 1978

———. 'Liberalism and the City in Nineteenth-Century Germany'. *Past and Present* 51 (1971): 116-37

———. *The Career of Lujo Brentano. A Study of Liberalism and Social Reform in Germany*. Chicago: University of Chicago Press, 1966

Silver, George. 'Virchow, the Heroic Model in Medicine: Health Policy by Accolade'. *American Journal of Public Health* 77 (1987): 82-8

Simson, John von. *Kanalisation und Städtehygiene im 19. Jahrhundert*. Düsseldorf: Verein Deutscher Ingenieure, 1983

Spree, Reinhard. *Health and Social Class in Imperial Germany*. Leamington Spa: Berg, 1988

Starr, Paul. *The Social Transformation of American Medicine*. New York: Basic Books, 1982

Stern, Fritz. *The Failure of Illiberalism: Essays on the Political Culture of Modern Germany*. New York: Knopf, 1972

Stürzbecher, Manfred. 'Rudolf Virchow und die kommunale Gesundheitspolitik in Berlin'. *Verhandlungen der Deutschen Gesellschaft für Pathologie* 68 (1984): xxxiv-xl

Tampke, Jürgen. 'Bismarck's Social Legislation: A Genuine Breakthrough?', In W J Mommsen and Wolfgang Mock, eds. *The Emergences of the Welfare State in Britain and Germany*. London: Croom Helm, 1981

Theiner, Peter. *Sozialer Liberalismus und deutsche Weltpolitik: Friedrich Naumann im Wilhelminischen Deutschland (1860-1919)*. Baden-Baden: Nomos, 1983

Thienel, Ingrid. 'Hobrecht, James'. *Neue Deutsche Biographie*. Berlin: Duncker and Humblot. 280-81

Thybusch, Anja. 'Rudolf Virchow. Parlamentarische Tätigkeit und Gesundheitspolitik in Reichstag und preussischem Abgeordnetenhaus'. Med. Diss., University of Kiel, 1989

Tiarks-Jung, Petra. 'Rudolf Virchows Beiträge zur öffentlichen Gesundheitspflege in Berlin'. Med. Diss., University of Gießen, 1984

Vasold, Manfred. *Rudolf Virchow: Der große Arzt und Politiker*.

Frankfurt: Fischer Taschenbuch Verlag, 1990

Weber, Max. *From Max Weber: Essays in Sociology.* H H Gerth and C Wright Mills, eds. New York: Oxford University Press, 1946

Wehler, Hans-Ulrich. *The German Empire, 1871-1918.* Translated by Kim Traynor. Leamington Spa: Berg, 1985

Weindling, Paul. 'Bourgeois Values, Doctors, and the State: the Professionalization of Medicine in Germany, 1848-1933'. In Blackbourn and Evans, eds., *The German Bourgeoisie.* 198-223

———. *Health, Race, and German Politics between National Unification and Nazism, 1870-1945.* Cambridge: Cambridge University Press, 1989

———. 'Was Social Medicine Revolutionary? Rudolf Virchow and the Revolution of 1848'. *Bulletin of the Society for the Social History of Medicine* 34 (1984): 13-18. Winter, Kurt. *Rudolf Virchow.* Leipzig: Urania-Verlag, 1956

Zimmerman, Andrew. 'Anti-Semitism as Skill: Rudolf Virchow's *Schulstatistik* and the Racial Composition of Germany'. *Central European History* 32 (1999): 409-429

옮긴이 후기

루돌프 비르효Rudolf Ludwig Karl Virchow (1821.10.13.-1902.9.5.), '독일 의학의 황제', '사회의학의 아버지'라고 불리는 그는 전 세계 진보적 의학, 사회의학·위생학, 공중보건학의 아이콘, 아니, 그 이상의 인물이다. 아주 오래 전, 조교 임명 이후 내가 제일 먼저 한 일은 내 연구실 문에 다음과 같은 비르효의 말을 써 붙여놓는 것이었다.

"die Medizin ist eine sociale Wissenschaft,

und die Politik ist weiter nichts, als Medicin im Grossen

(의학은 하나의 사회과학이며, 정치는 거대한 규모의 의학과 다르지 않다.)"

그 후 오랜 시간이 지났다. 안식년을 맞아 이 책의 번역을 진행한 것은, 아마 지난 30년의 시간을 돌고 돌아 다시 그 초심으로 돌아가고자 함이었는지도 모르겠다.

1848년 발진티푸스가 반복적으로 창궐하던 상부 실레시아에 대한 역학조사를 마치고 돌아온 비르효는 보고서에 이렇게 썼다.

"이론상으로 볼 때 이 지방에서 앞으로 발생할지도 모를 전염병을 어떻게 막을 수 있을 것인가에 대한 해답은 매우 간단하다. 여성들까지도 그 대상에 포함시키는 교육, 자유와 복지가 그것이다 (Virchow, 1948)."

"내가 상부 실레시아에서 돌아왔을 때 그 결론을 도출해 냈고, 새로운 프랑스 공화국을 볼 때, 우리 주州의 낡은 체계를 철거하는 것을 돕기로 결심했다. 나는 이런 결론을 내리는 데 거리낌이 없었다. … 그것들은 다음의 세 단어로 간단히 요약할 수 있다. 완전하고 무제한적인 민주주의 **full and unlimited democracy. (Virchow, 1948)**"

상부 실레시아에서 돌아온 지 8일 만에 비르효는 3월 혁명에 참여하여, 타우벤스트라스 Taubenstraße 로부터 프리드리히스트라스 Friedrichstraße 까지를 차단하는 바리케이드 작업에 참여했다. 그의 손에는 총이 들려있었다. 그는 평생 엘리트주의에서 벗어나지 못했지만, "의사들은 가난한 자들을 대변하는 옹호자이며 사회적인 문제들은 상당 부분 그들의 책임하에 있다"라는 신념을 평생 한 번도 포기하지 않고 몸으로 실천했다. 이렇게 정열적인 '만년 청년'을 어찌 사랑하지 않을 수 있을까?

더욱이 비르효는 여러 사람 몫의 삶을 살았다. 비르효가 살았던 시대는 공간적으로는 여러 지역이 각축을 벌이다 독일제국으로 통

일되는 격변기였고, 시기적으로는 이른바 의학, 과학의 혁명적 진
보가 세상을 뒤집어 놓던 혼란스러운 시기였다. 하지만 그는 81세
까지 오래 살았다. 단지 오래 산 것뿐만 아니라 평생 하루 4시간만
자면서, 한 인간이 이룬 것이라 보기 어려울 정도로 많은 영역에
서, 많은 일을 해냈다. 1902년 9월 5일 그가 죽었을 때 독일 신문은
다음과 같은 부고를 실었다.

> "우리는 한 명이 아니라 병리학자, 인류학자, 위생학자, 진보주의
> 자 이렇게 네 명의 위대한 인물을 잃었다."[1]

비르효는 정치가이면서 당대 최고의 과학자 중 한 사람이었다.
하지만 이런 그와 그 삶 자체 역시 연구의 대상이기도 하다. 더욱
이 사회는 정치적으로 혼란하고, 과학의 여러 분야는 저마다 그 좁
은 시야tunnel vision로 인해 길을 잃고 헤맬 때, 우리는 다시 그의
이름을 호명할 수밖에 없다.

이 책을 읽기 전에 알아두면 좋은 것들

번역자의 후기는 보통 책의 뒤에 위치하는 것이 일반적이다. 하
지만 이 번역서에서는 책의 앞부분에 둘 것인지를 마지막 순간까

---

1. Nuland, S. B. (1988). Doctors and historians, Oxford University Press

지 고민했다. 왜냐하면, 독자들이 이 책을 집어 들고 값을 지불하기 전, 그리고 본격적으로 이 책을 읽기 전에 알아두면 좋을 것들이 있다고 여겼기 때문이다.

하나. 위인전이 아닌 학술서

격정적인 시기를 오래 살았던 비르효에게는 많은 일화가 있다. 8-9개의 외국어를 구사했던 총명한 어릴 적 이야기에서부터, 평생 정적政敵이었던 비스마르크와 벌였던 '소시지 결투'[2]이야기까지 그의 생애를 둘러싼 많은 흥미로운 이야기들이 존재한다. 병리학, 사회의학·위생학, 인류학 등에서 보여준 그의 성과들을 영웅적으로 소개하는 글도 많다. '혈전증thrombosis', '비르효 결절Virchow's node' 등 세포병리학, 7백만 명을 대상으로 한 체질인류학 연구 영역 등에서 그가 이룬 성과물에 대한 전문적인 학술 논의도 풍부하다. 그의 출생부터 죽음까지 전 생애의 사건들을 꼼꼼히 모두 보고 싶다면 1907년 간행된 라블Marie Rabl[3]의 책에서부터 시작하여, 메

---

2. 정적이었던 비르효와 비스마르크는 자주 부딪쳤다. 1865년, 군사예산 확대에 반대하는 비르효에 대한 격분한 비스마르크는 결투를 신청한다. 비르효는 그 결투 신청을 선모충 Trichinella spiralis을 연구하던 연구실에서 받았는데, 무기를 선택할 권리가 있는 비르효는 하나는 조리된 문제가 없는 소시지, 다른 하나는 선모충의 유충을 주사한 조리되지 않은 소시지를 먹는 것으로 하자고 제안하였다고 한다. 비스마르크는 불명예스럽게 선모충에 감염되어 죽고 싶지 않았던지 결투를 포기했다는 이야기이다(Walter, E. and M. Scott (2017). "The life and work of Rudolf Virchow 1821–1902:"Cell theory, thrombosis and the sausage duel"." *Journal of the Intensive Care Society* 18(3): 234-235. 재인용).

3. Rabl, M. (1907). *Rudolf Virchow-Briefe an seine Eltern, 1839 bis 1864*. Leipzig, W. Engelmann.

이어Ernst Meyer,[4] 아커크네흐트Erwin Ackerknecht[5] 등의 평전들이 있다. 국내에서는 1980년에 출간된 김영제 교수의 『비루효의 생애와 사상』[6]이 있다.

하지만 맥니리 교수의 이 책은 일화집도, 평전도 아니다. 더더욱 위인전도 아니다. 저자가 한국어판 서문에서 밝혔듯이 이 책은 1992년 그의 하버드대학교 학부 졸업논문에서 시작된, 이를테면 학술적 작업물이다. 맥니리 교수는 이 책에서 비르효의 사상과 정치 활동을 잉태했던 시간과 공간적 맥락에 대한 이해에 초점을 맞춘다. 그리고 모든 사건을 다루기보다는 시기적으로 중요했던 세 가지 일화, 즉 상부 실레시아 지역의 역학조사(2장), 베를린 하수도 건설(3장), 그의 의회 활동(4장)에 초점을 맞추고 있다.

요약하면, 이 책은 대중서라기보다 구체적인 주제에 초점을 맞춘 학술서이다. 그가 연구주제로 삼은 것은 비르효의 사상, 주요 정치 활동과 시공간적 맥락, 그리고 19세기 독일 자유주의의 '투항'의 배경과 원인이 무엇이었는가이다. 나 역시, 맥니리 교수가 이 책에서 던지는 이 질문이 비르효의 생애가 우리에게 던지는 질문의 정수精髓라고 생각한다. 또한 학술 서적답게 꼼꼼한 참고문헌의 제시는 오래된 비르효 관련 독일 자료에 쉽게 접근하기 어려운

---

4. Meyer, E. (1956). *Rudolf Virchow*, Limes Verlag.
5. Erwin Ackerknecht, *Rudolf Virchow: Doctor, Statesman, Anthropologist* (New York: Arno Press, 1981), originally published by the University of Wisconsin Press in 1953.
6. 이 책은 주로 위에서 언급한 메이어E. Meyer(1956)의 책 내용의 주요 부분을 소개하는 형식으로 되어 있다. 추가로 3부에는 비르효의 『세포병리학』 책의 내용을 자세히 설명하고 있다.(金永濟 (1980) 『비루효의 生涯와 思想』 서울, 汎文新書)

이들에게는 사막의 오아시스 같다.

이 책이 학술서적이라고 해도 독자들은 너무 걱정할 필요 없다. 이 책은 충분히 대중적 읽기가 가능한 수준의 글이다. 또한 (대부분 번역 과정에서 나 자신을 위한 것이기는 했지만) 귀찮으리만큼 많은 '역자 주'를 달면서 번역을 진행했다. 그리고 비르효의 전 생애의 주요 사건들을 이 역자 서문 뒤에 정리했다. 예외적으로 이렇게 역자 서문이 긴 것도 그런 이유에서이다.

둘. 시기와 공간

이 책을 읽을 때 비르효가 살았던 시기와 공간에 대해 이해하는 것이 매우 중요하다.

먼저 시기적으로, 비르효는 1789년 프랑스 혁명의 영향이 유럽 전역으로 퍼져나가던 1821년에 태어났다. 또한 이 시기는 신성 로마 제국이 멸망하고 39개 여러 지역이 느슨한 연대 관계를 구축했던 독일 연방이 성립(1815년)된 지 얼마 지나지 않은 때였다. 이후 그 여러 개 지역 중 하나인, 비스마르크의 프로이센이 주도하는 독일제국German empire으로 통일된다(1871년). 통상 독일 역사 중 1815년부터 1870년까지를 '반동과 혁명의 시대'라고 부르기도 하는데, 이 기간은 비르효 생애(1821-1902년)의 전반부와 대부분과 겹친다.

1871년 성립된 통일 독일제국은 후발 산업국가로서 급격한 공업화 정책을 추진했다. 이와 함께 노동자 수가 증가했고, 당시 여전히 프랑스 혁명의 자장 하에 있었던 독일제국은 자유주의 세력과 함께 사회주의적 지향을 갖는 세력들도 함께 성장하고 있었다. 이렇게 급격한 정치, 경제적 변화는 안으로는 권위주의적 독재국가, 밖으로는 1914년 제1차 세계대전 참가로 상징되듯 제국주의적 국가로 치닫는다. 다행히 비르효는 제1차 세계대전, 바이마르 공화국과 나치 정권의 혼란을 겪지 않고 1902년에 죽었다. 그럼에도 불구하고 그의 생애는 근대 의·과학이 탄생하던 시기의 산고産苦뿐만 아니라 극도의 사회·경제적 혼란, 정치적 욕망과 좌절, 혁명과 반동 혁명, 전쟁과 함께했다.

공간적으로도 그의 생애는 혼란스러웠다. 신성 로마 제국의 쇠락, 독일 연방의 성립(1815), 프로이센-프랑스 전쟁, 독일제국의 성립은 그때마다 지도 위 국경을 다시 그리게 만들었다. 더욱이 통일 독일제국의 성립은 각 지역의 의미와 위상의 변화를 가져왔다.

이런 시기적, 공간적 변화는 책의 기술에도 영향을 미쳤다. 이 책에서 독일 프로이센, 바이에른, 작센, 뷔르템베르크 등 여러 지역은 통상 'state'로 호명되지만, 1871년 독일제국의 성립 전후에는 그 'state'의 의미에 차이가 생긴다. 즉 독일제국 성립 이전 연방 시기에 'state'는 '왕국' 또는 '독립적인 국가' 성격이 강했고, 제국이 성립된 이후에는 '주 정부' 성격을 가지게 된 것이다. 또한 프로이센은 이들 state 중 하나이면서, 독일 연방과 독일제국을 대표하는 의미도 가졌다. 또한 비르효의 정치 생애사에서 중요한 무대가 되는 베를린은 이러한 시간적, 공간적 조건 속에서 때로는 프로이센 주 정부의 수도, 때로는 독일제국의 수도라는 다양한 위상과 역할을 수행했다.

셋. '자유주의'와 '진보'

맥니리 교수는 비르효를 '자유주의자'로 규정한다. 이것은 비르효를 '사회의학의 아버지'이자 '진보의 아이콘'으로 여기는 이들에게는 조금 당혹스러운 일일 수 있다. 물론 이 책에서 '자유주의'에 대해 맥니리 교수는 다음과 같이 이야기한다.

> "19세기 독일에서 '자유주의자'라는 용어는 경제영역의 자유방임주의자에서 보호주의자까지, 종교에서는 루터주의자에서 무신론자까지, 정치에서는 자유주의자에서 국가주의자까지 다양한 의견들을 포괄하고 있다."[7](1장)

자유주의liberalism와 자유주의자liberals에 대한 해석과 이해의 어려움은 특히 미국적 맥락과 그것에 지대한 영향을 받는 한국과 같은 나라에서 더욱 두드러진다. 그것을 보여주는 좋은 예가 있다. 20여 년 전 나는 하버드 보건대학원의 한 강의실에 앉아 있었는데,

---

7. James Sheehan, *German Liberalism in the Nineteenth Century* (Chicago: University of Chicago Press, 1978); Dieter Langewiesche, *Liberalismus in Deutschland* (Frankfurt: Suhrkamp, 1988)

얼마 전 작고한 로버츠Marc J. Roberts 교수는 수강자 대부분이 미국 출신인 학생들에게 다음과 같이 말했다.

> "미국에서 'liberals'는 '진보주의자'를 의미하지만, 일반적으로 (미국 밖에서) 'liberals'는 '우파the right'를 의미합니다."

이는 미국이란 나라가 이념적으로 얼마나 우편향적인 사회인지, 다시 말해, '한쪽 날개로 나는 나라'인지를 다시금 내게 일깨워 주는 계기이기도 했다(그렇다고 해서 미국 대학교수인 저자 맥너리 교수가 이런 혼돈을 가지고 있다는 것은 아니다). 이 책에 따르면 비르효는 어려서도 엘리트 의식에 사로잡힌 '모범생' 자유주의자 청년이었고, 늙어서도 '자유주의자'로 죽었다. 그러나 그는 일관되게 '진보적'이었다.

그렇기에, '자유주의'보다 더욱 우리를 혼란스럽게 하는 단어는 '진보'이다. 더욱이 '진보=빨갱이'라는 '일상적 오독誤讀' 속에서 살아가고 있는 대한민국 사람들에게는 더욱 그렇다. 비르효는 '독일 진보당the German Progressive Party, Deutsche Fortschrittspartei, DFP'을 만든 핵심 인물 중 한 사람이었고, 오랫동안 진보당 의원으로 활동했다. 더욱이 독일진보당DFP의 핵심 정치 지도자 요한 자코비Johann Jacoby 등은 대표적인 사회주의자였다. 이 책에서 저자 맥너리 교수는 비르효의 활동을 기술하면서 '진보적progressive'라는 형용사를 몇 차례나 사용하고 있다. 그럼에도 불구하고, 또한 맥니리 교수는 (당시 '자유주의'의 정치적 스펙트럼이 매우 넓었으나) 비르효를 '근대적 진보의 선두주자'로 보지 않는다는 이들의 입장에 동조하고 있다.(5장)

사실, 이런 '작은 혼란'은 이 책뿐만 아니라 사회과학 분야에서 흔히 보이는 것이고, 그리 심각한 것도 아니다. 다시 말해, 이 책에서 저자는 (다른 많은 책에서처럼), 비르효가 가졌던 19세기 독일 자유주의가 기존의 봉건적 이념에 대비해 '상대적으로 또는 절대적으로 진보적' 성격을 가지고 있었다는 것을 인정하면서, 한편으로 소위 '좌파, 사회주의적 진보'라는 의미의 '진보'는 아니었다는 것이다.

사회의학·위생학의 아버지 격인 비르효가 진보적 자유주의자였다고 해도, '사회의학·위생학'이 이후 계속 자유주의의 길만을 걸었다는 것을 의미하지는 않는다. 비르효의 '사회의학·위생학'은 다양한 스펙트럼의 이념으로 분화했다. 이에 대해서는 이 글 후반부에서 다시 논의할 것이다.

이 책의 한계와 의의

번역서의 후기에 이 책의 한계에 대해 너무 길고 자세하게 쓰는 것은 현명한 일이 아닐 것이다. 더욱이 이 책에 대한 평가는 일차적으로 독자의 몫이다. 다만 역자 후기에서 이를 이야기하는 것은 이 책을 선택해 번역을 진행한 사람으로 최소한의 책임이라고 생각하기 때문이다.

내가 생각하는 이 책의 한계는 비르효라는 인물이 가지는 상징적 그리고 실제적 영향력이 우리가 상상하는 이상으로 컸다 할지라도, 그의 사상과 생애의 몇 가지 사건을 통해서 19세기 독일 자유주의 전체의 한계를 설명하려는 시도는 그 시작부터 지나치게 의욕적이었다는 것이다. 그렇지만, 이는 특정 인물과 사건을 다루는 연구가 가질 수밖에 없는 기본적인 한계이기도 하다.

또한 이 책의 매력적인 해석, 즉 나치즘의 도래가 비르효로 대변되는 독일 자유주의가 정치영역의 주류가 되는 데 실패했기 때문이라는 그의 설명은 분명 설득적이지만, 그것은 다시 당시 사회주의 세력이 충분히 양적으로나 질적으로 커나가지 못했기 때문일 수도 있다. 실제 비르효가 창당에 참여하고 활동했던 독일진보당의 핵심 지도자들 다수가 사회주의자였다. 또한 비르효는 '독재적 과학주의'를 배격하면서도 과학적 근거에 입각한 정책의 시행을 옹호했는데, 이러한 주장의 실패, 다시 말해 과학과 과학주의가 나치 정권에 포섭됨으로써 재앙을 만들어냈다는 설명도 가능할 것이다. 따라서 '바람직한 사회'는 '자유주의의 실패'뿐만 아니라 다른 모든 실패로부터 교훈을 얻어야 할 것이다. 또한 비르효로 대변되는 19세기 독일 자유주의의 딜레마, 즉 '사회에 대한 배타성과 국가에 대한 의존' 문제에 대한 저자의 해결책을 제시하고 있지 않다.

그러한 논의의 한계에도 불구하고, 비르효의 사상과 생애가 19세기 자유주의자의 사례 중 하나 그 이상을 보여주고 있는 것은 분명하며, 이 책이 가지는 의의는 이러한 한계를 훨씬 뛰어넘는 것이다. 첫째, 이 책은 비르효에 대한 영웅적 서사를 넘어, 한계를 가졌으나 여전히 위대했던 비르효의 진정한 삶에 우리를 좀 더 다가갈 수 있게 해준다. 비르효는 비스마르크의 권위적 철권 정치 세력을 제압하지 못했고, 생의학적, 임상적 모델로 치닫는 의학에서 주류자리를 차지하는 데도 실패했다. 그러나 그는 전문직으로서 의사들의 사회적 지위 향상을 위해 평생 노력했고 실제로 의사집단의 정치적, 사회·경제적 지위 향상에 기여했다. 의사라는 전문직의 지위 향상을 위한 노력을 지금의 상황에 대입해서 해석하는 것은 적절하지 못했다. 당시 의사는 전문직이라는 대접을 받지 못했고, 수입 역시 빨래꾼, 옷 만드는 사람, 도살꾼 정도의 수입을 올렸고, 철도 노동자들보다 매우 적게 벌었다. 비르효는 이러한 상황이 의사라는 전문직이 과학적이고 합리적인 진료를 할 수 없게 만드는 조건이라고 생각했고, 이로 인해 궁극적으로 시민들의 건강을 지키는 데도 나쁜 영향을 미친다고 생각했다.

또한 비르효는 의사들의 권리만을 주장하지 않았다. 그는 의사라는 전문직이 빈자들의 천부적 옹호자die Natürliche Anwalt로 역할을 수행해야 한다고 했고 환자들의 의사 선택권과 취약한 노동자에 대한 무료 의료서비스를 주장했다. 무엇보다 모든 국민의 건강권과 이에 대한 국가의 책임을 강조했다. 여기에서 더 나아가, 비르효는 '반복되는 발진티푸스의 유행을 막기 위해서는 발진티푸스균을 찾아 박멸하는 것이 아니라 여성들까지도 그 대상에 포함시키는 교육, 자유와 복지, 즉 완전하고 무제한적인 민주주의full and unlimited democracy임'을 선언했는데, 이 선언은 의학·과학과 사회과학의 좁고 견고한 담을 허물고, '진리는 전체다the truth is the whole'라는 헤겔적 언명이 지배하는 새로운 세계의 창조를 선언했던 것이다. 비록 그의 후세들이 스스로 다시 안락하고 견고한 좁은 껍질 속으로 꽁꽁 숨어 버렸지만 말이다.

둘째, 정치는 진공 속에서 이루어지지 않는다. 정치과정의 성공과 실패뿐만 아니라 그 이유를 정확히 파악하기 위해서는 그러한 정치과정이 진행되었던 시·공간과 정치적 맥락을 정교하게 이해하는 것이 필요하다. 다른 비르효의 평전이 충분히 제공하고 있지 못한 것이 바로 이것이었다. 더욱이 맥니리 교수의 주장처럼, 비르효의 성공과 실패는 단지 한 개인의 역사와 의미를 넘어서는 것이었다. 19세기 독일 자유주의의 실패는 나치즘과 세계대전이라는 전 인류적 고통으로 이어졌다. 앞에서 언급한 바와 같이, 그렇기에 이 책의 가치는 저자가 비르효의 사상과 생애사를 통해 던지는 "19세기 독일 자유주의는 '투항'할 수밖에 없었는가?"라는 질문에서 비롯된다. 또한 이 질문은 비르효가 살았던 19세기에만 국한되지 않고 작금의 좌파, 우파 진영 모두에게 시사하는 바가 크다 할 것이다. 조금 비약해 말하면, 그가 던진 이 질문에 답하지 않고서 우리는 더욱 '바람직한 사회'로 나아가지 못할 것이다.

그런 점에서, 이 질문에 대한 맥니리 교수 자신의 답을 암시하고 있는 짧은 분량의 5장을, 나는 한 줄, 한 줄 밑줄을 그으며 몇 번을 읽었다. 기회가 된다면, 충분한 시간을 두고 그의 생각을 더 많이 듣고 싶다는 생각도 했다. 하지만, 이 질문에 대해 답하는 것은 이 시대를 살아가는 우리 모두의 몫이기도 할 것이다.

사회의학에서 비르효가 가지는 의미

그의 생애와 사상을 이야기할 때 시종일관 언급되는 '사회의학'과 그 역사에서 가지는 의미에 대해서는 추가 설명이 필요하다. 사회의학[8]에 대한 정의는 시간과 공간에 따라 매우 다양하다. 가장 널리 사용되고 있는 것이 로젠Rosen의 정의인데, 이에 따르면 사회의학은 다음과 같은 세 가지 원칙을 포함하고 있다. 첫째, 사회·경제적 조건들이 건강, 질병, 치료에 중대한 영향을 미친다. 둘째, 인구집단의 건강은 사회적 문제a matter of social concern이다. 셋째, 사회는 개인적인 방법과 사회적인 방법 모두를 동원해서 건강을 증진시켜야 한다는 것이다.[9]

사회의학이 가지는 가장 혁명적 성격은 단지 과학적 합리성을 추구했다는 것을 훨씬 넘어서는 것이다. 구체적으로 19세기 이후 현재까지 주류의 자리를 견고히 지키고 있는 질병관은 질병의 원인을 균이나 세포의 병으로 환원하는 소위 생의학적, 기계론적 관점이다. 이러한 관점은 다시 질병을 개인의 책임으로 돌리고, 질병에 대한 관리를 '협소한 의학'에 맡기게 한다. 사회의학은 이런 주

8. 사회의학과 사회위생학은 오랫동안 혼용되어 사용되어왔다.
9. Rosen, G., "From medical police to social medicine: essays on the history of health care: Science history publications". (New York: Science History Publications, 1974)

류적 관점에 대한 안티테제Antithese로 등장한 것이다. 즉 비르효가 상부 실레시아에서 돌아와 쓴 보고서에 반복되는 발진티푸스 유행의 원인을 '발진티푸스 균'이 아니라 '가난'이라 적었을 때, 그는 완고한 주류 의학에 전면전을 선포한 것이었다. 더욱이 그가 주류 생의학적 모델의 대표적인 학문인 병리학의 대가였다는 점에서 비르효와 비르효의 사회의학이 가지는 특별함이 있다. 다시 말해 비르효의 사회의학은 생의학적 모델의 안티테제인 것은 맞지만, 그것의 완전한 부정이 아니라 그것을 내포하는 중층적multi-level 수용, 또는 변증법적 발전을 의미한다는 것이다.

이런 사회의학이 본격적으로 모습을 드러낸 것은 19세기 들어오면서부터이다. 낸시 크리거Krieger는 질병의 사회적 발생과 건강의 정치경제 이론의 학문적 계보는 루돌프 비르효, 루이 르네 빌레름Louis René Villermé, 프리드리히 엥겔스Friedrich Engels의 사상과 연구를 통해 19세기 중반 출현했던 역학이론으로 거슬러 올라간다고 하였다.[10] 그러나 이 시기 이전부터 사회의학은 존재했는데, 맹아적 사상들을 제외하더라도, 통치학, 관방학의 한 요소로서의 위생학, 소위 '의사경찰 또는 위생경찰'이라 불리는 것이 존재했다.[11] 이와 관련한 대표적 인물은 요한 피터 프랑크Johann Peter

---

10. Krieger, N., "Epidemiology and the people's health: theory and context". (New York: Oxford University Press. 2011)
11. 신동원은 18세기 후반 오스트리아와 독일에서 연원한 위생경찰 제도는 메이지 유신 때 일본에 수입되었고 갑오개혁 이후 조선에도 그대로 이전되었다. 통감부 설치와 더불어 일본제국의 위생경찰이 그 일을 떠맡게 되면서 본격적으로 임무를 수행하기 시작했다고 하였다.(신동원, 2004)(65-66)

Frank이다. 그러나 의사경찰 시대를 지나 본격적인 사회의학의 시작을 알린 것은 1848년 당시 독일의 진보적 의사들이 벌인 위생개혁 운동을 통해서였다.[12] 다시 말해, 지배집단을 위한 통치학적 성격의 '피터 프랑크의 사회의학·위생학'이 의사 전문직의 자율성뿐만 아니라 모든 시민의 보편적인 교육, 개인의 자유, 공중보건과 공공복지에 대한 정부의 책임을 강조하며 투쟁했던, '진보적' 성격을 가지는 '비르효의 사회의학·위생학'으로 변화하면서, 본격적인 사회의학의 모습을 갖추게 되었다는 것이다.

비르효의 사회의학이 가지는 진보성은, 사회영역에 활력을 만들어내기 위해 국가가 단호하게 개입하여 '건강한 삶에 대한 확실한 권리unquestionable right to a healthy life'를 보장함과 동시에 소수의 개인에게 '자본과 토지재산이 과도하게 집중되는 것'에 반대하며, 더욱 공평한 부의 분배가 '사회 상황을 개선시키는 유일한 수단'이라는 그의 주장에서 잘 드러난다.

"그렇다고 '피터 프랑크의 통치 사회의학·위생학'이 '비르효의 사회의학·위생학'으로 대치된 것은 아니다. 이 두 가지는 많은 성격을 공유하며 또한 경쟁적으로 공존해 오고 있다. 이는 당시 독일 계간지의 편집인 중 한 명인 칼 레클람Carl Reclam이 그 저널 창간호 첫 페이지에 쓴 다음과 같은 글에서도 볼 수 있다."

---

12. 이종찬, 「19세기 독일 사회의학의 역사적 발전」, 『의사학』 3(1), 21-29. 1994

"각 개인의 장수 혹은 건강을 돌보는 것은 공중보건의 임무가 아
니며 – 단지 그것은 전체 인구의 능력을 보장하고 고양시키는 것이
어야 한다. … 거기에서 의료는 모든 시민에게 예외 없이 번영된 발전
의 물리적 토대를 제공하는 것을 목표로 하고 있으며, 이는 상업적
삶에 이바지한다. 왜냐하면, 국가의 생산력은 개개인의 역량에 달려
있기 때문이다."[13]

사회의학의 다양한 분화와 관련해 이야기할 때, 정치이론뿐만
아니라 철학 또는 과학이론을 중심으로 설명할 수도 있는데, 그
런 면에서 사회의학의 철학적 기반을 제공하고 있는 것은 '일원론
monism'이라 할 수 있다. 일원론은 일체의 존재를 유일한 기본에
기초하여 설명하는 것이다. 일원론은 그 기본을 '물질'로 보는 유
물론적 일원론과 '정신 또는 관념'으로 보는 관념론적 일원론으로
구분된다. 전자의 대표적인 것이 마르크스의 변증법적 유물론이
고 후자는 헤겔의 철학이다. 일원론은 그 후에도 계속 분화되어 나
갔는데, 이 책에도 잠깐 등장하는 일원론 그룹monism league의 대
장 격인 에른스트 헤켈의 기념논문집,『우리가 에른스트 헤켈에게
빚진 것들』에 감사의 글을 쓴 사람들, 구체적으로, 생리학자 자크
뢰브Jacques Loeb, 총체론적 과학자 막스 베르버른Max Verworn, 인
종 위생주의자 빌헬름 쉘마이어Wilhelm Schallmayer, 사회개혁가 루
돌프 골드사이드Rudorf Goldscheid의 면면을 보면 일원론이 얼마나

---

13. Carl Reclam, 'Die heutige Gesundheitspflege und ihre Aufgaben', *DVfoG* 1 (1869): 1

다양한 분화를 이루었는지 알 수 있다.[14]

이 책에 기술된 것처럼, 비르효는 '과학적 근거'가 부실하다는 이유로 헤켈의 사회진화론, 사회위생학에 관심을 두지 않았지만, '사회를 유기체'로 인식하는 그의 생각은 많은 부분 일원론적 사고를 공유하고 있었다. 더욱이 비르효 이후 사회의학은 일원론이 보여주는 분화의 경로를 함께 걸었다. 즉 좌左로는 사회주의로 향했는데, 러시아 혁명에 참여하고 이후 소련의 보건의료체계를 구축한 의사 세마쉬코Николáй Алексáндрович Семáшко의 볼셰비키 보건의료정책 원칙[15]과 중화인민공화국 건립 시 선포된 마오쩌둥의 보건 4항 원칙,[16] 그리고 라틴 아메리카의 사회의학이 보여준 민중 지향적, 포괄적 의학·위생학이 그것이다.[17]

우右로는 자본주의 체계 하에서 기득권 세력, 특히 대자본의 이해에 기여하는 노동생산성 향상, 노동력의 손실을 막기 위한 건강과 질병 관리의 이념적, 실천적 주류 의학, 보건(행정)학이다. 그 분화는 여기에서 그치지 않고 극우 나치즘의 인종주의, 우생학적 의

---

14. Weir, T. H., "Monism: science, philosophy, religion, and the history of a worldview, Palgrave Macmillan".(London: Palgrave Macmillan, 2012)

15. 볼셰비키의 보건의료정책원칙은 (1) 포괄적 접근, (2) 예방중심, (3) 고도의 중앙집중화, (4) 세금기반, (5) 무상치료제 방식의 국영의료체계, (6) 지방-중앙으로 이어지는 보건의료와 사업 전달체계, (7) 병립형 보건의료체계로 요약된다.(Tragakes & Lessof, 2003)

16. 1949년 마오쩌둥에 의해 발표된 중국인민공화국 보건의료 4항 원칙은 (1) 노동자, 농민, 군인 중심面向工農軍, (2) 예방위주豫防爲主, (3) 위생운동을 대중운동과 결합衛生工作與群衆運動相結合, (4) 중서의의 단결團結中西醫이다. 마지막 항목을 제외하면 볼셰비키의 원칙과 맥을 같이 한다.

17. 이에 대한 더 상세한 내용은 "신영전. (2017). 러시아혁명과 니콜라이 세마쉬코Nikolai Semashko)의 소련 보건의료체제. Paper presented at the 러시아혁명 100주년 기념 전국서양사연합학술대회"를 참조할 것

학·위생학으로 발전하기도 했다.

이 책의 저자인 맥니리의 논지를 사회의학 영역에 확대 적용해 보면, 진보적 자유주의자였던 비르효의 사회의학은 국가주의자 비스마르크에게 패배했고, 이것은 나치 정권의 인종주의적 의학, 위생학의 길을 열어 주었으며, 한편으로는 독일 밖, 러시아, 라틴 아메리카 등의 좌파적 의학, 위생학에 영향을 미쳤다는 것이다. 그러면서 그 후에도 다양한 변이들을 만들어 오고 있다.

상부 실레시아와 식민지 조선의 조우

한국은 이러한 사회의학의 세계사적 흐름에 어떻게 연결되어 있을까? 다시 말해 한국의 사회의학의 기원은 어디일까? 이 질문은 지난 몇 년간 내가 고민하고 연구해 온 주제 중 하나이기도 하다. 이 책의 번역 역시 사회의학의 계보를 추적하던 연구[18]의 연장선에 있다.

비르효의 병리학과 한국의 병리학과의 만남에 대해서는 김영제 교수가 그의 책『한국병리학사』에서 잘 소개하고 있다. 이를 간략히 요약하면, 비르효의 대표적인 일본 제자로 미우라 모리하루三浦守治, 후지나미 아키라藤浪 鑑, 야마기와 가츠사부로山極 勝三郎 교수 등이었는데, 식민지 조선에 온 최초의 일본인 병리학자 아나모토稻

---

18. 2014년 정부(교육부)의 재원으로 한국연구재단의 지원을 받아 수행된 연구임(NRF-2014S1A5A2A01013131)

本龜伍郎와 윤일선 교수[19]가 교토대학 후지나미 교수의 제자였다는 것이다.[20]

그러나 비르효의 사회의학은 다른 경로를 통해 한반도에 들어왔다. 물론 시기상 한반도의 사회의학 역시 일본으로부터 많은 영향을 받았다. 일본의 사회의학·위생학은 1900년대 초부터 관련 책들이 번역되어 소개되었다(マンスフィールド・メリマン, 1902; アルフレッド・グロトヤーン, 1915). 일본에서 이루어진 최초의 사회위생학적 연구는 1913년 이시하라 오사무石原修가 진행한「여공과 결핵女工と結核」[21]이며, 1926년「사회의학연구회社會醫學研究会」가『의료의 사회화医療の社會化』를 펴냈고[22], 1927년에는 데루오카 기토가『사회위생학社会衛生学』을 펴냈다.[23] 또한 1936년에는 미야모토 시노부宮本姻가 유물론전집唯物論全集 중 하나로『사회의학社會醫學』을 펴내기도 하였다.[24]

한반도에서 '사회의학·위생학'에 대한 언급은 1920년대 중반부터 발견된다. "아동의 보건을 위하야 경성부의 새 활동, 사회의학 두 방면으로 아동의 사망원인 됴사"가 그 대표적 예이다.[25] 그러나

---

19. 윤일선尹日善(1896.10.5.-1987.6.22 일). 일본 교토 제국대학교京都帝國大學校에서 수학한 후, 세브란스, 서울대학교 의과대학에서 병리학, 해부학 등을 가르쳤다. 서울대 총장을 역임하기도 했다.

20. 金永濟(1977).『韓國病理學史』. 서울, 電波科學社

21. 石原修,「女工と結核」, 国家医学会雑志, 1913

22. 社會醫學研究會,『医療 の社會化』, 同人社書店, 1926

23. 暉峻義等,『社会衛生学』, 吐鳳堂書店, 1927. 데루오카는 1935년 이와나미 서점에서『社会衛生学』개정판을 출간했다.

24. 宮本姻,『社會醫學』, 唯物論全集 第34卷, 三笠書房, 1936

25.『매일신보』, 1926년 4월 8일자

본격적으로 사회의학·위생학이란 말이 자주 사용되는 것은 1930년대 중반부터이다. 1935년 김명학은 함흥 강연회에서 '신문과 사회의학의 관계'라는 제목으로 강연을 하기도 했다.[26] 1940년 경성제국대학 의학부 학생들이 사회의학·위생학적 방법론을 활용하여 경성부 7개 지역 토막민에 대한 생활·위생조사를 시행하기도 했고,[27] 또한 후지不二 농장에 대한 조사가 이루어지기도 했다.[28] 1941년 경성의학전문학교 위생학교실의 학생들은 경기도 개풍군 농민을 대상으로 한 사회위생학적 조사를 시행한 후 보고서를 내기도 했다.[29]

이렇게 사회의학·위생학을 표방한 일부 조사들이 있었음에도 불구하고, 1936년 도쿄제국대학 의학부 최응석[30]이 동료들과 함께, 울산 달리에서 진행한 농촌 사회위생학적 조사가 한반도 사회의학의 역사에서 매우 상징적이고 대표적인 조사라 할 수 있다. 무엇보다 조사자들 스스로 이 조사를 "조선 농촌이라고 하는 과학의 처녀지에 대하여 '최초로'(저자 강조) 사회위생학적 연구를 시도한 것"이라 말하고 있다.[31] 이 조사를 주도한 최응석은 보고서의 서문을, 앞서 언급한 일본 사회의학의 대표적 인물 데루오카 기토에 부

26. 『동아일보』, 1935년 4월 4일자

27. 京城帝國大學衛生調査部, 『土幕民の生活·衛生』(東京: 岩波書店, 1942)

28. 京城帝國大學衛生調査部, 『不二農場調査報告』(京城: 1943)

29. 岩崎義敏·山本晃·安澤淸文·榊原榮一, 「朝鮮ニ於ケル農村民ノ社會衛生學的觀察(其一)開豊郡農家ノ經濟」 京城医学専門学校紀要, 12(7), 343-368, 1942

30. 최응석에 대해서는 신영전·김진혁, 「최응석의 생애: 해방직후 보건의료체계 구상과 역할을 중심으로」, 『의사학』, 48, 2014을 참고할 것

31. 朝鮮農村社會衛生調査會, 『朝鮮の農村衛生-慶尚南道 達理の社會衛生學的調査』(東京: 岩波書店, 1940)

탁했다. 1848년 상부 실레시아에서 비르효가 진행한 역학조사가 1936년 식민지 조선의 달리라는 농촌에서 마침내 조우한 것이다.

물론 위에서 언급한 전 세계 사회의학의 모든 전파 경로를 포함하고 있지는 않다. 이에 대해서는 이미 진행된 연구들을 포함해서 향후 더 많은 연구가 필요할 것이다. 특별히 일제강점기 사회주의식 보건운동을 주도했던 양봉근[32]이나 독일 유학을 다녀와 우생협회 창설을 주도했던 이갑수[33] 등의 삶과 사회의학의 연결에 대해서는 더 많은 논의가 필요할 것이다. 그럼에도 불구하고 1848년 비르효의 사회의학은 전 세계로 퍼져나갔으며 식민지 조선 역시 그러한 흐름의 사각지대가 아니었다는 사실은 중요한 역사적 사실이라 할 것이다.

감사

책 번역을 망설이던 차에, 흔쾌히 번역을 돕겠다고 나선 서지은 님이 없었다면, 이 책이 나오기 힘들었을 것이다. 또한 이렇게 수익하고는 무관한(?) 책들을 열심히 골라 출간해 주는 건강미디어협동조합과 북펀딩을 해주신 분들, 특히 그 과정에서 백재중 님의 각별한 수고에 깊은 감사의 마음을 전한다. 이 책을 써 준 저자 맥니

---

32. 신영전 and 윤효정 (2005). "보건운동가로서 춘곡 양봉근." Korean J Med Hist 14: 1-31을 참고할 것
33. 신영전 and 정일영 (2019). "미수(麋壽) 이갑수 (李甲秀) 의 생애와 사상: 우생 관련 사상과 활동을 중심으로." *Korean J Med Hist* 28(1): 43-88를 참고할 것

리 교수도 감사의 글에서 빠질 수 없다. 그는 독일 시민사회, 문학, 예술에 대한 열정을 가진 학자이고 특별히, 의사 아버지와 자유주의자 어머니를 둔 사람이기에, 그는 자유주의자이면서 의사였던 비르효를 누구보다 더 잘 이해할 수 있었을 것이다. 이메일을 주고받으며 나는 그에게 고마움을 넘어 '좋은 친구'의 정을 느꼈다.

또한 이 자리를 빌려 감사를 표할 이는 당연히 루돌프 비르효다. 비록 그의 삶이 완벽하지 않았고, 그의 사상에 전적으로 동의하지 않는다 하더라도 그는 시대의 기득권자들, 특별히 광폭한 비스마르크 앞에서도 목숨을 걸고 진보적 가치를 고수했을 뿐만 아니라 질병의 원인을 작은 세균이나 유전자에 돌리려는 '협소한 의학'을 너머, 세계 여러 나라의 많은 이들이 '거대한 규모의 의학'을 꿈꿀 수 있게 해 주었다.

그럼에도 불구하고, 비르효의 삶과 사상이 가지는 가치는, 지금도 전 세계 곳곳 치열한 현장에서 '가난한 이들의 옹호자'로서 모든 이들의 '완전하고 무제한적인 민주주의full and unlimited democracy'를 위한 싸움을 지속하고 있는 이들이 있기에 가능하다. 그러므로 최종적인 감사는 늘 그들의 몫이다.

맺음말

2019년 1월 마지막 날, 나는 베를린 그로스고르센스트라스 Großgörschenstraße 12-14번지에 있는 그의 묘지를 방문했다. 마을 한가운데 자리하고 있는 조용하고 아담한 공원묘지에 그는 사랑했던 아내 로즈Rose Meyer(1832년생), 그리고 막내딸 한나Hanna와 함께 누워있었다. 의과대학생 시절 책에서 그를 접한 이래 30여 년 만의 상봉인 셈이었다. 그의 묘지 앞에 앉아 지나간 세월을 생각하니 그만큼 유명하지도, 정열적이지도 못했지만, 그간 내 삶의 궤적이 그와 겹칠 때가 많았다는 생각을 했다.

맥니리 교수의 책이 보여주듯, 그는 멋지고 열정적인 삶을 살았다. 하지만 시대가 그에게 던진 질문에 모든 답을 내놓진 못했다. 그렇기에 어쩌면, 지금 그는 거기 누워 우리에게 이렇게 묻고 있는지도 모른다. 개인의 자유, 전문가의 자율과 책임, 모든 국민에 헌신하는 유능하고 민주적인 국가, 그리고 과학적 합리성에 기초하되 그것이 남용되지 않는 그런 세상은 가능하냐고, 가능하다면 당신은 그것을 어떻게 만들어 낼 것이냐고….

2019년 8월 7일

심정풍헌深靜風軒에서 신영전

비르효 관련 연보

연도(나이)	주요 사건
962-1814	신성 로마 제국
1789	프랑스 혁명
1815	**독일 연방 성립(1815-1866)** • 프랑스의 나폴레옹 보나파르트가 몰락하고 1815년에 빈 회의가 소집되었으며, 39개 주권국의 느슨한 연맹체인 독일 연방이 성립하였다.
1821. 10.13(0)	**비르효 출생** • 폴란드 포메라니아(Pomerania) 동부의 작은 도시 쉬벨바인(Schievelbein)에서 시의 재무담당관을 지낸 칼 비르효(Carl Christian Siegfried Virchow)의 외아들로 태어났다.
1822(1)	• 루이 파스퇴르 출생
1835(14)	**쾨슬린 김나지움(Cöslin Gymnasium) 입학** • 비르효는 어릴 때부터 자연과학에 흥미가 많았고, 독일어, 라틴어, 그리스어, 히브리어, 영어, 아랍어, 프랑스어, 이태리어, 네덜란드어 등 여러 나라 말에 능통하였으며 성적이 우수해 1835년 쾨슬린(Köslin)에 있는 김나지움에 진학하였다.
1839(18)	**김나지움 졸업** • 졸업논문 제목은 "일과 노역으로 가득한 삶은 무거운 짐이 아니라 축복이다(A Life Full of Work and Toil is not a Burden but a Benediction)"였다. **프리드리히-빌헬름 대학(Friedrich-Wilhelm Institute) 입학, 의학공부 시작** • 비르효는 장학금을 받고 베를린에 있는 프리드리히-빌헬름 대학(Friedrich-Wilhelm Institute)에 입학했다. • 거기서 비르효는 독일 실험 생리학의 아버지 뮐러(Johann Peter Müller)와 쇤라인(Johann L. Schönlein) 밑에서 공부하여 신체 진단이나 실험적 연구를 경험했다.
1843(22)	**박사학위 취득** • "류마치즘성 질환의 각막징후(The corneal manifestations of rheumatic disease)"이란 주제로 베를린 대학에서 박사 학위를 받았다.
1844(23)	**샤리테(Charité)의 군의관/조수** • 졸업 직후 베를린의 의과대학 대학병원인 샤리테(Charité)의 군의관으로 임명되었다. 그곳에서 병원의 해부학자 프로리프(Robert Froriep)와 함께 혈관염증과 혈전증 및 색전증(塞栓症)에 대한 연구를 진행하였다.
1845(24)	**혈전증과 지혈관련 논문출간** • 1845년 혈전증과 지혈에 대한 논문을 발표하였다.

연도(나이)	주요 사건
1846(25)	**의사자격시험 합격** • 의사자격시험을 통과하였고 병리해부학을 가르치기 시작하였다. • 로키탄스키(Carl von Rokitansky)와 비엔나 의과대학이 4가지 체액의 불균형으로 병이 생긴다는 주장을 반박하였다.
1847(26)	**교수 자격시험 합격, 베를린대학 전임강사 + 학술지 창간** • 대학교수자격 시험(Habilitationsschrift)을 통과한 후 공식적으로 베를린대학의 뮐러학장 아래 전임강사로 임명되었고 자선병원에서 해부학자 프로리프의 뒤를 이었다. • 비르효의 색전증(embolism, 塞栓症)에 대한 논문이 출간되었다. **"병리해부학, 생리학과 임상의학 휘보(彙報)-Archives for Pathologic Anatomy and Physiology and Clinical Medicine" 학술지 창간** • 1847년 혈전증과 지혈에 대한 피르호의 논문 출판이 유명한 의학학술지에 의해 거부되자 이에 대응하여 병리학 동료인 라인하트(Benno Reinhardt)와 함께 『병리해부학, 생리학과 임상의학 휘보(彙報)-Archives for Pathologic Anatomy and Physiology and Clinical Medicine』라는 학술지를 만든다. • 라인하트가 1852년 사망한 후 피르호 혼자서 1902년 사망할 때 까지 편집장이었다. 후에 이 학술지는 『비르효 휘보(Virchow's Archive)』로 이름이 바뀌어 지금까지 출판되고 있다.
1847(26) -1848(27)	**상부 실레시아(Upper Silesia) 조사** • 1847-1848년 사이에 주로 극빈층의 폴란드 소수민족들이 살고 있는 프로이센 상부 실레시아에서 발진티푸스 전염병이 창궐하였다. 프로이센 정부는 비르효를 보내 전염병 발생지역을 조사하게 하였다. • 비르효는 이 반복되는 전염병 유행이 열악한 생활환경, 사회적 불평등과 정의롭지 못한 제도에 있다고 진단하고 개개인 환자들에 대한 투약이나 음식, 주거, 또는 의복개선 같은 소폭적인 변화로는 문제를 해결할 수 없다고 하면서, "전적이며 무제 적인 민주주의(full and unlimited democracy)와 여성들까지도 그 대상에 포함시키는 교육, 자유와 복지가 그것이다(Virchow, 1948)."고 주장했다.
1848(27)	**3월 혁명 참여** • 8일전 프로이센 정부에 보고서를 올렸던 피르호는 봉기에 적극적으로 참여하며 정부에 대항하여 바리케이드를 치고 동료들과 함께 나란히 싸웠다. **『의료개혁(Die medizinische Reform)』 잡지 편집장이 되었다.** • 요한 야코비(Johann Jaocby)를 포함하여 13명의 의사가 프로이센 의회에서 의석을 얻었고 비르효 역시 선출되었으나, 너무 어리다는 이유로 자격을 박탈당했다.
1849(28)	**뷔르츠부르크(Würzburg) 대학, 병리 해부학 과장으로 부임** • 3월 혁명 가담 전력 때문에 베를린을 떠나 뷔르츠부르크(Würzburg) 대학, 병리 해부학 과장으로 가게 되었다.

연도(나이)	주요 사건
1850(29)	결혼(Rose Mayer) 뷔르츠부르크(Würzburg) 학회 창설 참여
1852 - 1856년(35)	장남 한스(Hans) 탄생, 스피짜르트(Spessart) 위생조사 책임 • 7년간 연구에 주력, 『특수병리학과 치료학 편람(Handbuch der speziellen Pathologie und Therapie)』을 출판하기 시작하였으며, '세포 병리학'의 개념을 정립했다.
1856(35)	베를린 대학의 병리해부학 교수/ 병리학 연구소의 소장
1858(37)	『생리학적 및 병리학적 조직학에 기초한 세포병리학』 책 출간
1859(38) -1893(72)	베를린 시 의회 의원 (34년 간) 정치활동 재개 • 비르효는 1859년부터 1893년까지 베를린 시의회 의원으로 있으면서, 더 나은 공중보건규제, 육류 식품검열과 도시에서의 수도공급 및 현대식 하수처리 설치와 감시 등을 주장하는 사회개혁가로 활동을 했다. • 노르웨이 정부 초청으로 나병조사
1862(41)	프로이센 하원의원 • 프로이센 의회에 선출되어 진보당(Deutsche Fortschrittspartei, DFP)을 창당하여 국제적인 군비축소를 제안하고 독일의 군국주의 성장에 대항해서 싸움
1865(44)	• 1865년 비스마르크, 비르효에게 결투 신청(일명, '소시지 결투')
1866(45)	프로이센-오스트리아 전쟁(Preußisch-Deutscher Krieg) • 군대원호회 활동
1867(46)	베를린 시의 하수도 개혁을 통한 운하화를 검토 진행하는 위원회 의장으로 선출되다. 독일 자연과학자와 의사협회(Assembly of German Natural Scientists and Physicians)는 위생과 공중보건에 관한 특별위원회를 만들었다.
1868(47)	• 비르효는 광역과 기초 지역 수준 공중보건 조직들에 대해 특별한 주의를 기울였다. 1868년에 그는 구체적인 개혁안을 제시하기도 했다.
1867-68	의과대학장
1869(48)	『독일 공중보건의료 계간지(German Quarterly for Public Health Care)』 발간
1869(48)	인류학, 민족지학과 선사학 학회(Gesellschaft für Anthropologie, Ethnologie und Urgeschichte) 창립 • 비르효는 인류학, 민족학과 선사학 학회(Gesellschaft für Anthropologie, Ethnologie und Urgeschichte)를 세우고 1970년부터 그가 사망할 때 까지 학회 회장을 지냈으며 그 기간 동안 민족학 학술지를 편집에 참여했다.

연도(나이)	주요 사건
1871(50)	프로이센-프랑스 전쟁 발발
	• 군대원호회 활동
	독일제국(German Empire) 성립 (1871-1918)
	체질인류학적 조사 진행
	• 1871년 프로이센-프랑스 전쟁 동안 독일 포병대가 프랑스의 자연사 박물관을 포격하였다. 이에 대응하여 인류학회의 저명한 회원이고 자연사 박물관의 인류학 의장인 퀘토파즈(Quatrefages)가 프로이센 사람을 '피노-프로이센(Finnoprussians)'이고 이 인종은 야만적이며 파괴적 인종이라고 주장하였다.
	• 비르효는 과학적 연구를 통해 이러한 주장을 반박하기 위하여 독일인, 특히 고대 독일 부족 프리지아 인의 두개골 및 독일 초등학생들의 신체적 특성에 대한 거대한 조사를 시행한다. (무려 6,760,000명의 학생들을 조사에 참여시켰다.)
	• 연구 결과, 비르효는 독일민족이 독일인뿐 아니라 유럽인들 어느 인종도 우월하다는 어떠한 증거도 발견할 수 없으며, 순수한 독일 인종이 있는 것이 아니라 단지 형태학적 다른 유형들의 혼합이라고 결론을 내렸다.(황진명, 2004 재인용)
	• 그는 소아시아, 코카서스, 이집트, 누비아 등 여러 지역 탐사에 나섰다.
1873(52)	독일의사연합(German Union of Medical Societies)을 창설
	진보적 의료의 옹호자들이 그들의 개혁적 메시지를 전달하기 위해 국가적 조직인 '독일 공중보건연합(German Association for Public Health)'을 창설
1879(58)	1879년 호머의 트로이(Troy)가 발굴되고 있는 히살리크(Hissarlik)에 슐리만과 같이 동행
1880(59)-1893(72)	독일제국의회 의원 활동 (13년 간)
	• 1880년부터 1893년까지 독일제국 의회의원을 역임하였다.
1881(60)	코카서스(Caucasus) 고고학 연구 여행
1882(62)	베를린 의사협회장
1884(64)	코펜하겐 국제의학회 참석
	콜레라 회의 의장
1886(65)	1886년에는 베를린 민족학 박물관 설립에 기여
1888(67)	• 1888년에는 슐리만과 함께 이집트에서의 고고학적 발굴에 참여하였다. • 독일 고고학에 대한 비르효의 기여를 기리기 위하여 매년 '루돌프 피르호 강연'이 열린다.
1890(69)	베를린 국제의학회 조직위원장
1891(70)	70세 기념식
1892(71)	영국왕립협회에서 코프리(Copley) 훈장 수여
1892-3	베를린 대학 총장

연도(나이)	주요 사건
1893(72)	베를린 시 의회의원과 독일 의회의원 모두 그만 둠
	• 베를린 의학회 명예회장
	• 영국 Croonian Lecture Dr. of Common Law 수여
1894(73)	로마 국제의학회 참석
1897(76)	모스크바 국제의학회 참석
1898(77)	영국에서 헉슬리 강좌 진행
1899(78)	비르효 박물관 설립
1900	파리 국제의학회 참석
1902.9.5(81)	베를린에서 심장마비로 사망
	• 베를린 그로스고르센스트라스(Großgörschenstraße) 12-14 묘지에 묻혔다
1910	비르효 기념비 건립
1913	비르효 부인 로즈 사망
1914-	제1차 세계대전 발발
1919	바이마르 공화국 성립
자료출처 :	황진명 (2004). 「병리학의 아버지이며 사회의학의 창시자, 루돌프 피르호와 사회개혁」 金永濟 (1980). 『비루효의 生涯와 思想』 서울, 汎文新書). McNeely, I. F. (2002). *"Medicine on a grand scale": Rudolf Virchow, liberalism and the public health*, Wellcome Trust Centre for the History of Medicine at University College London Rudolf Virchow, From Wikipedia, the free encyclopedia